65歳からは検診・薬をやめるに限る！

高血圧・糖尿病・がんはこわくない

名郷直樹
Nago Naoki
武蔵国分寺公園クリニック院長

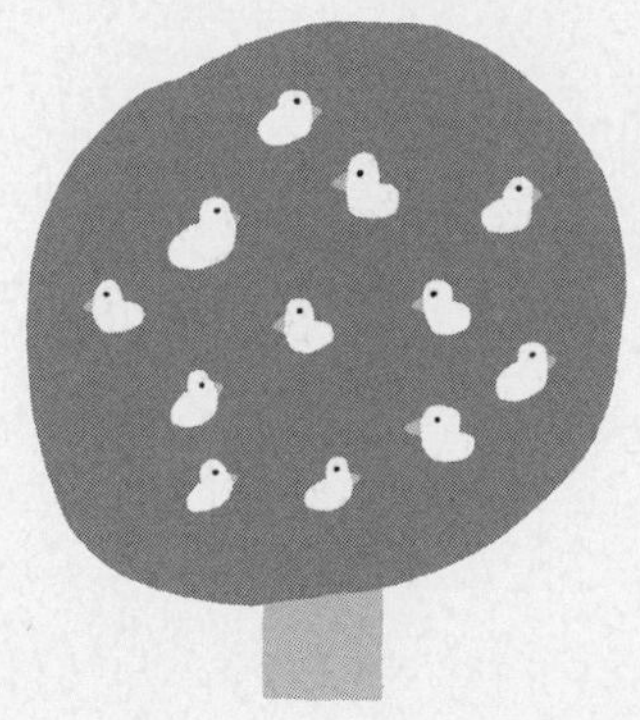

さくら舎

はじめに――定期健診は不幸のはじまり

「長寿はめでたい」

昔から、長生きはいいこととされ、長寿の人は敬（うやま）われてきました。日本では、１９６３年から１００歳以上の人に純銀製の杯（さかずき）を贈り、国をあげてお祝いをするようにもなりました。

ところが、その後、高齢者が増えて、年度内に１００歳を迎える人に限定。さらに、国内の１００歳以上の高齢者が６万５０００人以上にのぼるようになったことから、財政難となり「税金の無駄遣い」と指摘され、２０１６年度からは銀めっきの杯に変更されました。

いまや４人に１人が65歳以上の高齢者となり、世界でも類を見ないほどの「超高齢社会」となった日本では、長寿を祝う余裕がなくなってきたということでしょうか。

たしかに、高齢人口が増えたことで、日本では年金や介護などさまざまな問題が浮上しています。しかし、その一方で、巷（ちまた）には健康に関する情報があふれ、日本社会全体が「健康でより長生き」をめざして突き進もうとしているように見えます。

このまま高齢化が進むと、２０２５年までに総人口の3分の1が65歳以上になると予想されており、そのときには、おそらくめっきの杯すら廃止されているでしょう。

「少子高齢化」を憂いながら、少子化問題は止められず、その一方で、だれもが「元気で長生き」するために健康に気をつけて努力をする。「健康・長寿」が悪いというわけではありませんが、**いまの日本人の飽くなき「健康欲」「長生き欲」は、どこかおかしい**と感じずにはいられません。

たとえば、雑誌やテレビなどで「健康のために運動をしましょう。掃除やガーデニングなど日々の作業を意識しておこなえば、継続的な運動になりますよ」などと紹介しているのを見ると、「すべてそこにつなげるか！」とうんざりしてしまいます。日常生活のすべてを健康につなげようとするいまの世の中の強迫的な風潮に、息苦しさを感じるのは私だけではないはずです。

しかし、多くの人がまだ知らないようですが、じつは、**平均寿命の延びほどには、健康**

寿命は延びていません。平均寿命が延びることと、健康寿命が延びることは同じことではないのです。どれほど生活習慣に気をつけ、医療の助けを借りて、どうにかこうにか寿命を先延ばししても、老化そのものは食い止めることができず、健康はついてはきません。

人は必ず老いて、いずれ死にます。最近、アメリカの研究チームによって、人間の寿命は１２５歳が限界だとする論文も発表されました。

「アンチエイジング」が盛んにいわれ、世間には、医療の劇的な進歩を告げる報道ばかりが目立ちます。ですが、実際には、**医療で老化に立ち向かうことはできません。**医療に関する情報のほとんどは、真っ赤な嘘とまではいかないものの、そのまま鵜呑みにすることはできないものです。

たとえば、「がんは早期発見が大事」とよくいわれますが、実際には早く見つけるとかえって厄介なことになるがんもあります。薬も、本当はたいして効果がないにもかかわらず、飲みつづけられているものがたくさんあります。本文でくわしくお話ししていますが、読むと驚かれるにちがいありません。

人間の寿命には自然の限界があり、それに対して医療が無力なのは、日本人の生存曲線（図1参照）を見てもわかります。以前は、50歳を過ぎると徐々に死ぬ人が増えるという

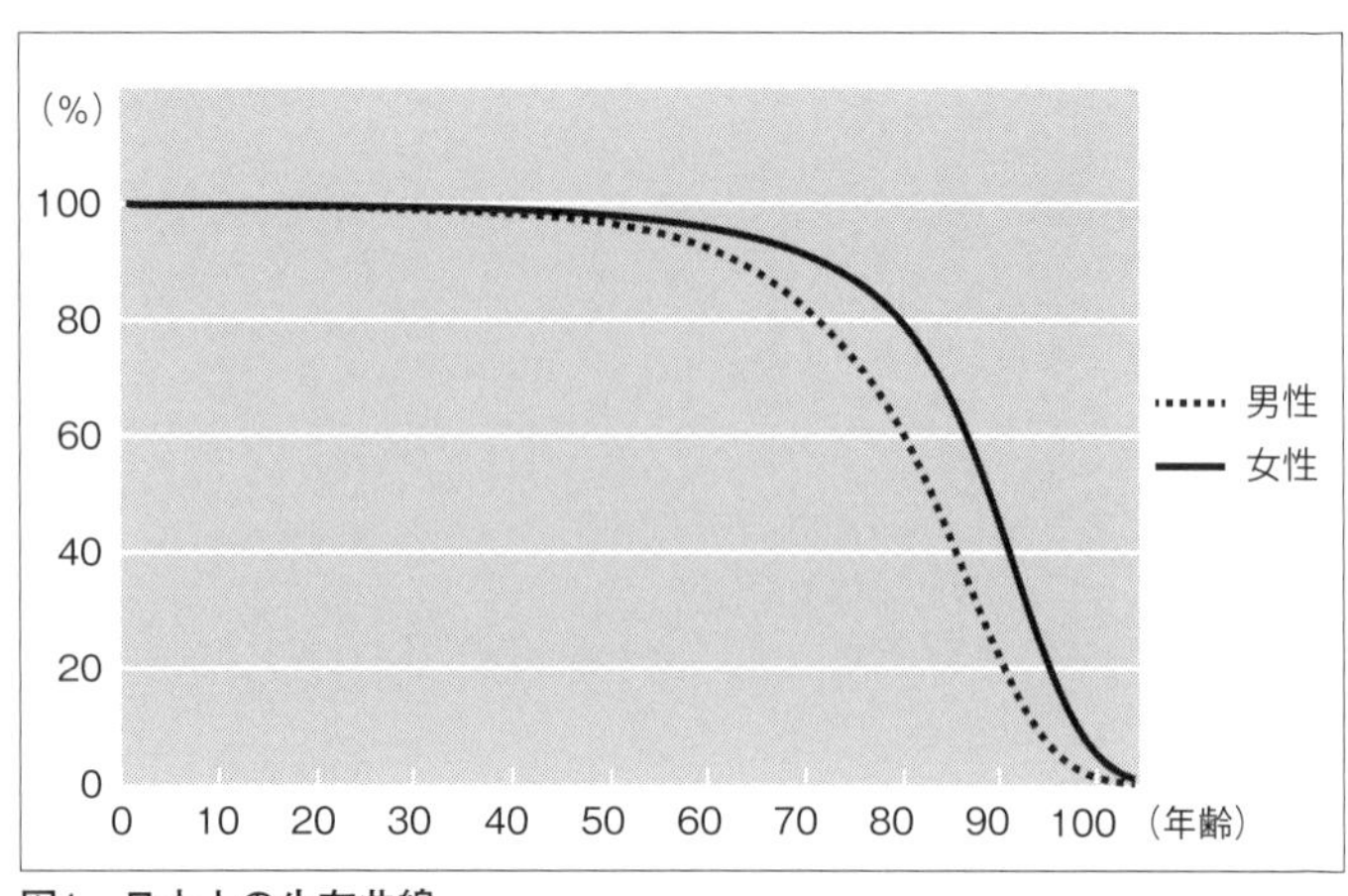

図1　日本人の生存曲線

出典：厚生労働省平成27（2015）年簡易生命表より作成

穏やかな曲線だったのが、近年では、70歳を機に死亡者が一気に増え、曲線は急カーブを描いています。

これは、寿命を先延ばしした分だけ、70歳を過ぎると、それまでどれほど元気であろうと一気に病気になったり寿命が訪れたりするということです。

定年が65歳まで引き上げられたことを考えあわせるなら、**本当に自分の好きなように生きられるのは、多くの場合、65歳からの5年間です。**そして、この期間を充実して豊かに生きるには、「健康欲」はむしろ邪魔（じゃま）な存在になります。

なぜなら、健康を第一に考えると「血糖値が気になるから甘いものはひかえなくては」

とか「運動は苦手だけど血圧が高めだからジョギングくらいしないと」などと、必ず、なにかしら我慢を強いられる生活を送ることになるからです。

だれしも、現役時代には、少なからずの我慢をしてきたはずです。それも、家族のためとか会社のためとか、自分でも納得できる理由があってのことなら、我慢のしようもあるでしょう。ですが、65歳の定年を過ぎ、子どももひとり立ちをして、これからは自分のために生きることができるようになったのなら、健康第一でなくてももういいでしょう。

これからの超高齢社会のなかで**幸せな老後を送ることを考えるなら、「健康欲」「長生き欲」は捨てて、別の生き方――先を考えて生きるのではなく、今を大切にしていくこと**です。

親が長生きで先に死ぬわけにはいかない、そういう人がいるかもしれません。しかし、そういう人も少し考えてみてください。介護保険や社会保険料を長々と納めてきたのですから、親の医療や介護は、自分でなんとかするよりもすべて公的なサービスに任せてしまうというのも選択肢のひとつです。残りのお金は自分自身に使っても、ばちは当たらないのではないでしょうか。

私は東京・西国分寺で開業する「家庭医」です。僻地医療を担う医師を育てる大学を卒業後、僻地の診療所に都合12年間勤務しました。その後、僻地医療専門医の育成に取り組む期間をはさんで、現在に至っております。

家庭医とは地域のあらゆる患者さんの相談に乗る医師のこと。特定の臓器や疾患に限定せず、風邪、頭痛、下痢、高血圧、糖尿病、喘息など日常的によくみられる病気から物忘れ、禁煙まで、乳幼児から高齢者までを幅広く診療しています。

何科にかかったらいいかわからないというようなときも、お役に立てるかもしれません。

診療においては、20年以上、ＥＢＭ（エビデンスに基づいた医療）を実践してきました。エビデンスとは根拠・証拠の意味です。無駄な検査や治療で負担を感じることなく、医学的根拠に基づき、必要最低限の検査や治療で、質の高い医療の提供をめざしています。

そうした経験から見えてきたのは、**「世の中の医療のかなりの部分は明確なエビデンスがないままにおこなわれている」**という驚くべき状況でした。また医者が利用している**「エビデンス自体も、じつはかなりあいまいなもの」**ともいえます。

そんな私が日頃感じていることを端的な言葉でいうなら、こうです。

65歳を過ぎた人に定期健診は必要ありません。むしろ受けると不幸になる。

「健診は受けるべき」という固定観念をはずしてフラットに眺めてみると、**じつは健診を受けても受けなくても、65歳からのその後に大差はない**からです。健診を受けるお金と時間があるなら、趣味を充実させるとか、おいしいものを食べるとか、自分の満足感につながることにかけて今を大切にするほうが、はるかに有意義です。

長寿大国となったことで、単純に長生きが喜ばれなくなり、むしろ「社会の迷惑」と見る風潮がいよいよ強くなりそうな日本では、これまで以上に「どう老後を生きるか」が問われるようになるでしょう。

幸せのかたちは、ひとりひとり違います。本書を読まれた方が、それぞれにとってのベストな生き方を見出せますよう、そして幸せな老後を送れますよう、心から願っています。

名郷直樹（なごうなおき）

目次◆65歳からは検診・薬をやめるに限る！——高血圧・糖尿病・がんはこわくない

第2章　じつはあいまいな検査のウラ側

第3章　デメリットの多い「健診・検診」

第4章　薬を飲まなくてもたいして変わらない

第5章　医療に「絶対」はない

第6章 超高齢社会を生きる知恵

65歳からは検診・薬をやめるに限る！

——高血圧・糖尿病・がんはこわくない

第1章

健康を追求しすぎると不健康になる

とどまるところを知らない「健康・長寿」願望

「いつまでも元気で長生きしたい」

本書を手に取られた方のうち、どのくらいの人がそのように考えているでしょうか。

「そんなの全員に決まっているでしょう」

そのような声も聞こえてきそうですね。

ＷＨＯ（世界保健機関）が発表する「世界保健統計」によると、２０１５年度の日本人の平均寿命は83・７歳（女性の平均は86・８歳、男性の平均は80・５歳）で、１９８０年代から日本は長寿世界一の座を守りつづけています。

それでもなお、「健康・長寿」を追い求める人は、いったいどのくらいいるでしょう。

そのことを推測できるこんな調査報告があります。

博報堂生活総合研究所が60～74歳を対象に２０１６年に実施した意識調査によると、「何歳まで生きたいか」の平均は「84歳」で、現時点での平均寿命をわずかに上回っています。また、**「欲しいもの」の1位は「健康」で、「幸せ」を大きく上回っています。**

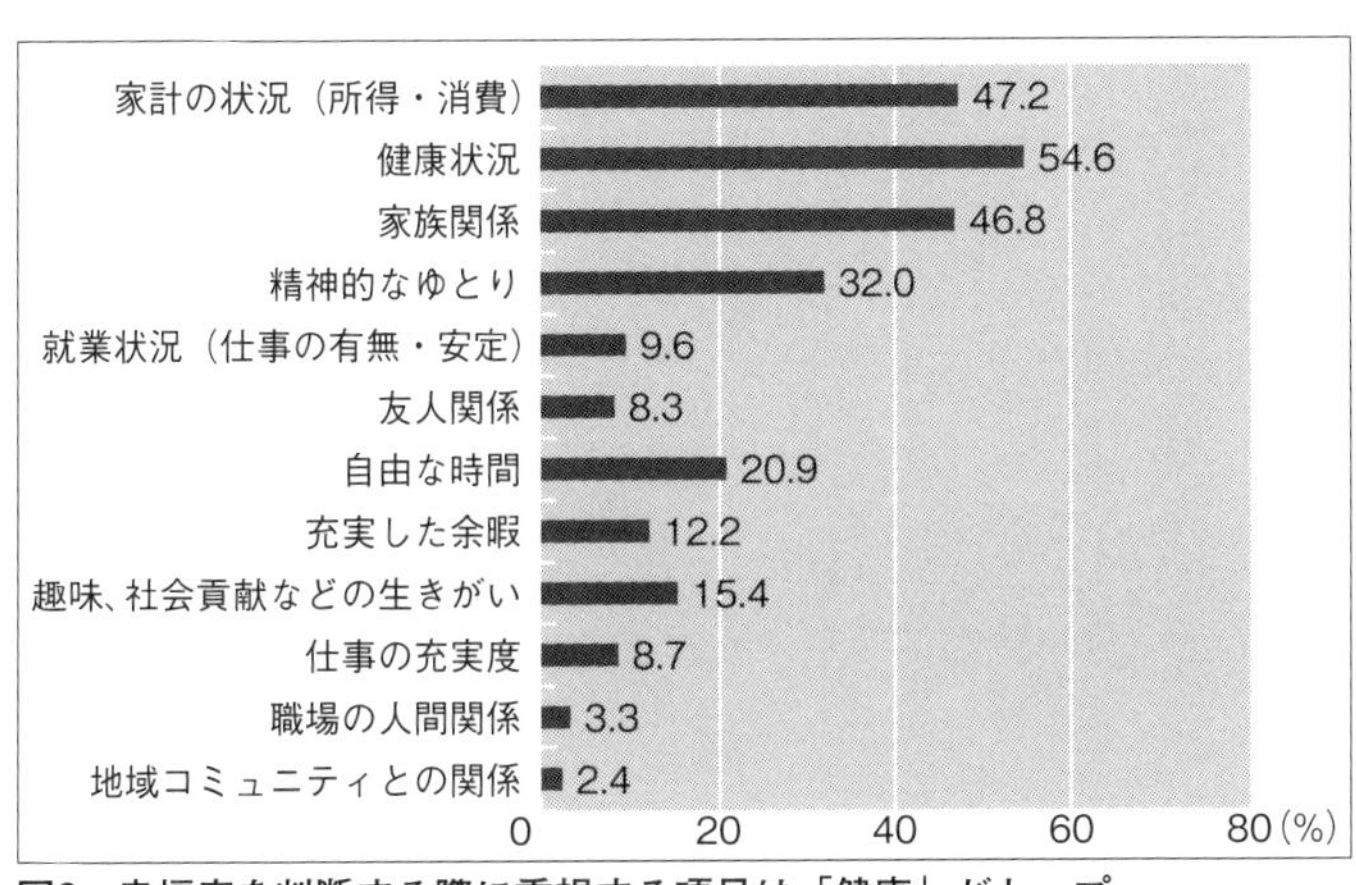

図2　幸福度を判断する際に重視する項目は「健康」がトップ

出典：厚生労働省「健康意識に関する調査」の結果（平成26〔2016〕年8月1日）

やはり日本人の「健康・長寿」願望は、とどまるところを知らないようです。

「幸せよりも何よりも健康が大事」というほど「健康欲」「長生き欲」が強いのは、先進国のなかでは日本が群を抜いているのではないでしょうか。この飽くなき「健康欲」「長生き欲」が、日本を世界でも類を見ない長寿国に押し上げたのかもしれません。

この調査結果で興味深いのは、46・7％の人が「先の見通しは暗い」と回答していて、欲しいものの3位に「お金」（40・6％）が入っていることです。

「長生きはしたいけれど、老後が長期化すると生活の見通しが立たず、不安になる。だからこそ、健康とお金が頼り」という高齢者の切実な声が聞こえてきそうです。「スポーツクラブの会員になりたい」という人が30年前の2倍近くに増加していることからも、平均寿命の延びと並行して高齢者の健康への意識が高まっていることがわかります。

ちなみに、「幸せか、健康か」の意識について、別の興味深い調査結果があります。2014年に厚生労働省がおこなった意識調査によると**「幸福度を判断する際に重視する項目」として、家族や仕事、生きがいなどを押さえて真っ先にあがっているのが「健康」です**（図2参照）。

多くの人が、「幸せに生きるためには、まず健康」「健康で長生きすることが、結果的に幸せにつながる」と考えているようです。

最晩年にやってくる〝不健康寿命〟の10年間

それでは、実際にはどうでしょうか。「いつまでも元気で長生き」は達成され、高齢者はみんな幸せになっているでしょうか。

まず、ひとりの人が生まれてから死ぬまでにかかる生涯医療費を見てみましょう。もっ

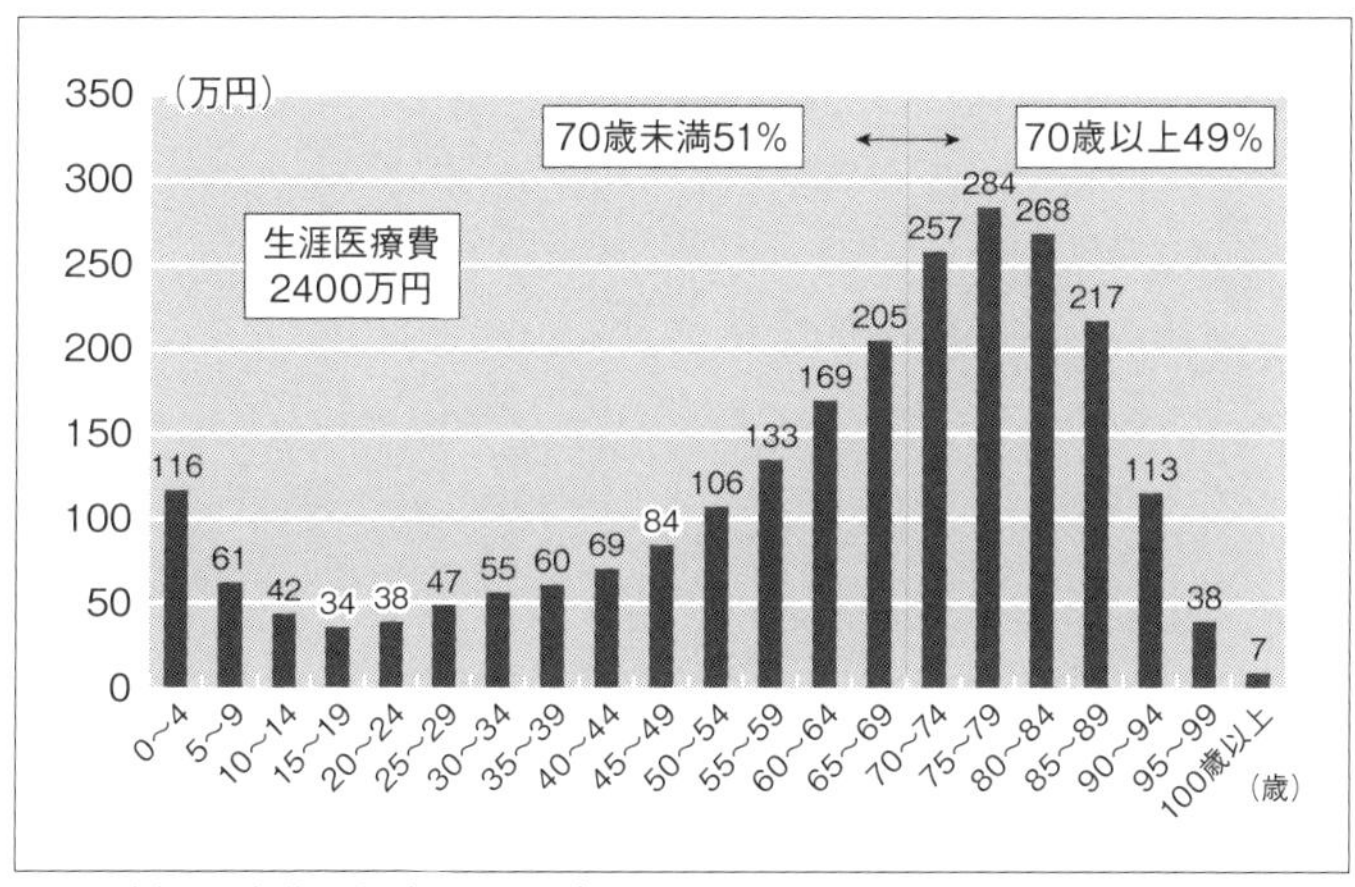

図3　生涯医療費の約半分は70歳からかかる

出典：厚生労働省生涯医療費（男女計）2010年度推計

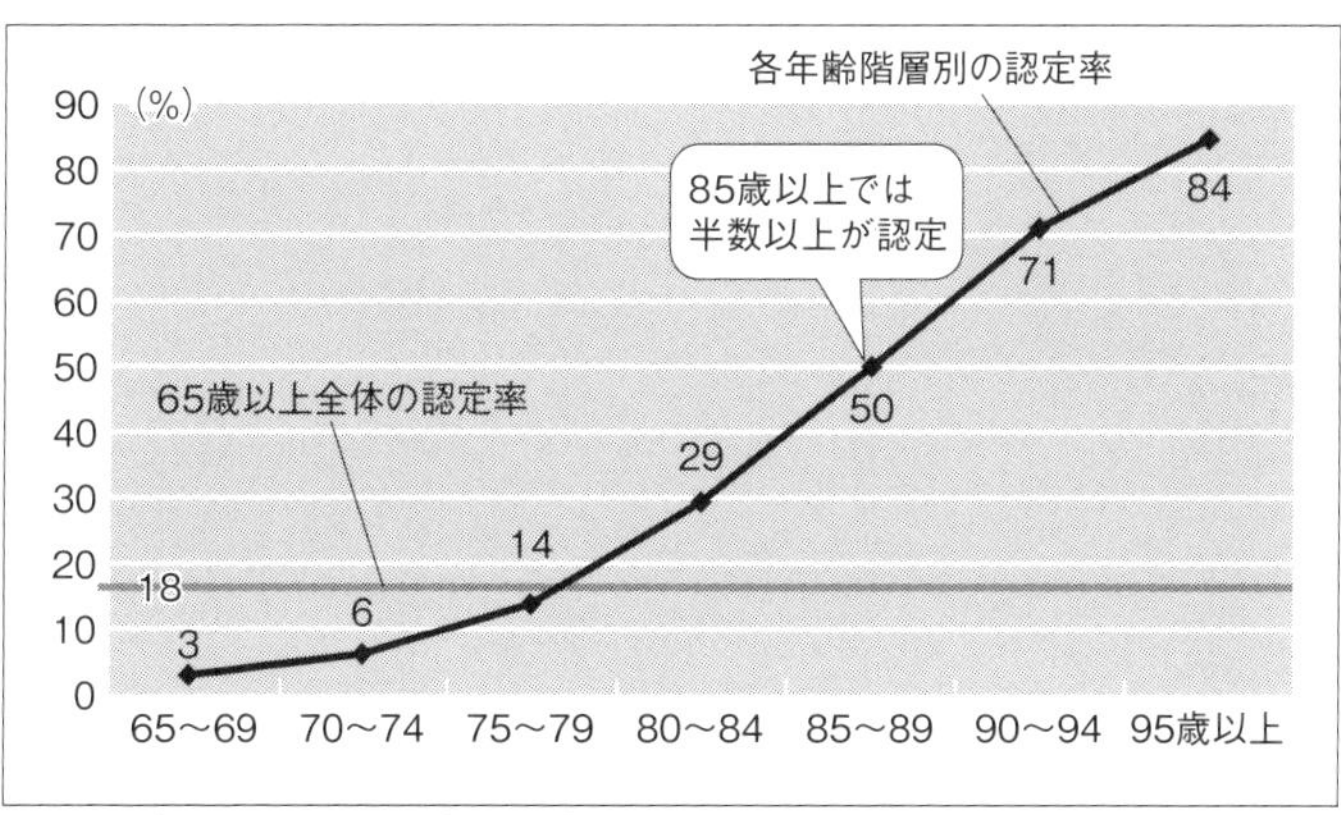

図4　要介護リスクは75歳から急増

出典：厚生労働省「介護保険を取り巻く状況等」年齢階層別の要介護（要支援）認定率（推計）／社会保障人口問題研究所将来人口推計及び介護給付費実態調査（平成24〔2012〕年11月審査分）

とも医療費がかかるのは75～79歳です。しかも、**生涯医療費の約半分は70歳以降にかかっています**（図3参照）。

さらに、要介護になるリスクは75歳から急増し、**85歳以上では半数以上が要介護（要支援）認定を受けています**（図4参照）。

これらのデータが示しているのは、寿命が延びて長生きになっても、なにかしら病気にかかったり、介護が必要な状態になったりするということです。つまり、

「寿命そのものは延びているけれど、『健康で長生き』願望は必ずしも達成されていない」

これが現実なのです。

実際、2013年の平均寿命は男性80・21歳、女性86・61歳ですが、健康寿命は男性71・11歳、女性74・21歳。**平均寿命と健康寿命のあいだには、男女ともに10年前後の期間があります**（図5参照）。

ちなみに、「平均寿命」は、そのときの0歳の人がその後どのくらいまで生きるかを示しています。それに対して、「健康寿命」とは、健康上の問題で日常生活が制限されることなく生活できる期間で、日常的に介護などを受けることなく自立した健康な生活ができる期間のこと。

そして平均寿命と健康寿命との差である約10年の期間について、厚労省の資料では「日常生活に制限のある『不健康な期間』」と説明しています。いわば、〝不健康寿命〟ともいうべき期間です。

残念ながら、**長生きしても最晩年には〝不健康寿命〟がくる**のです。

医療で健康寿命は延ばせない

平均寿命と健康寿命の推移（図６参照）を見てみましょう。

２００１年の平均寿命は男性78・０７歳、女性84・９３歳、健康寿命は男性69・４０歳、女性72・６５歳です。それがわずかに右肩上がりで上昇し、２０１３年には先述のとおり、平均寿命は男性80・２１歳、女性86・６１歳、健康寿命は男性71・１９歳、女性74・２１歳になっています。

このグラフをどう見るか。右肩上がりに寿命が延びているのは素直にすごいと思いますが、〝不健康寿命〟である約10年の差は縮まるどころか拡大傾向にあります。もっと〝不健康寿命〟が縮まっていてもいいのではないか、と思う方も多いでしょう。

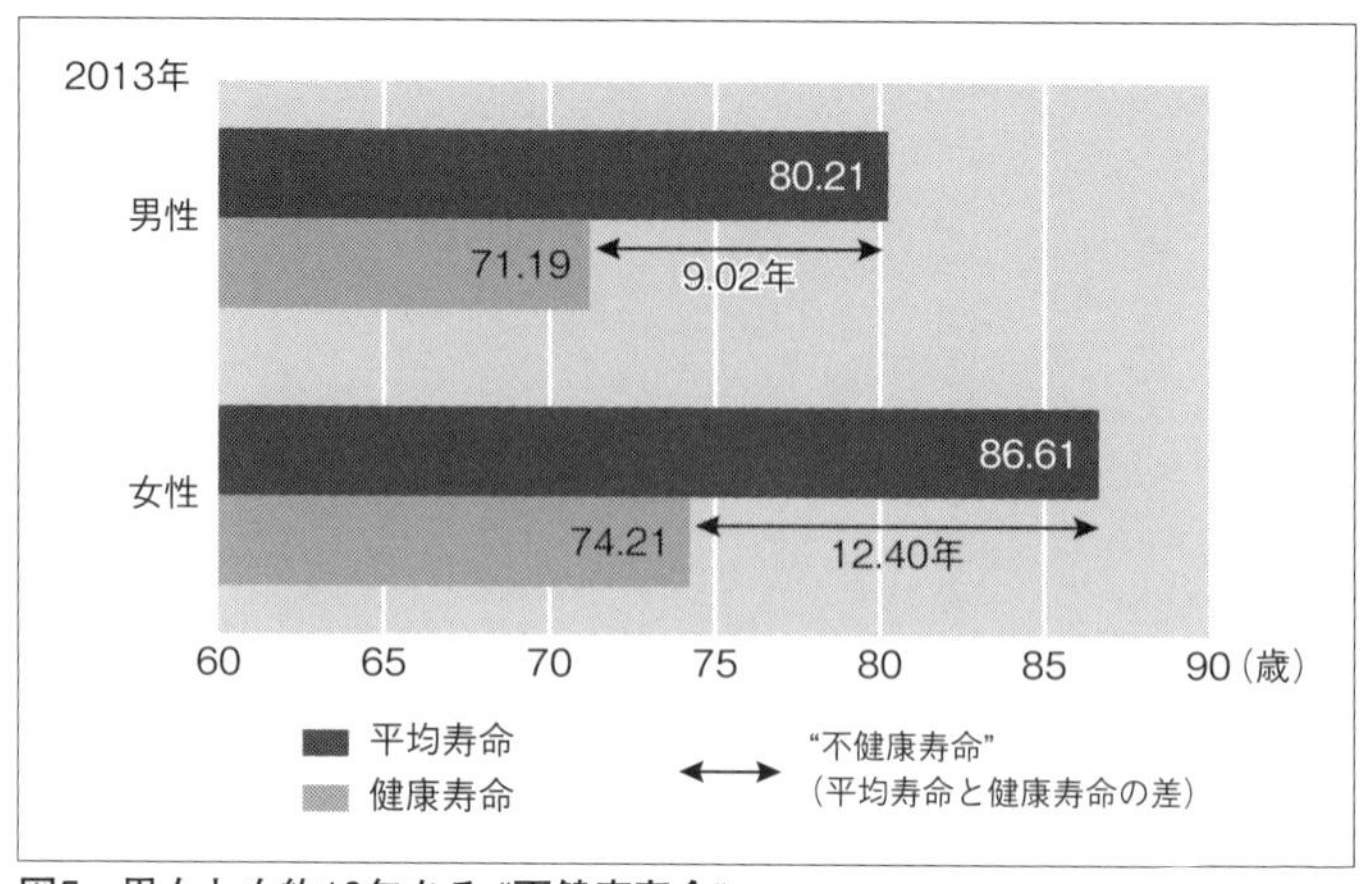

図5　男女とも約10年ある"不健康寿命"

出典：厚生科学審議会地域保健健康増進栄養部会
第2回健康日本21（第二次）推進専門委員会資料1より作成

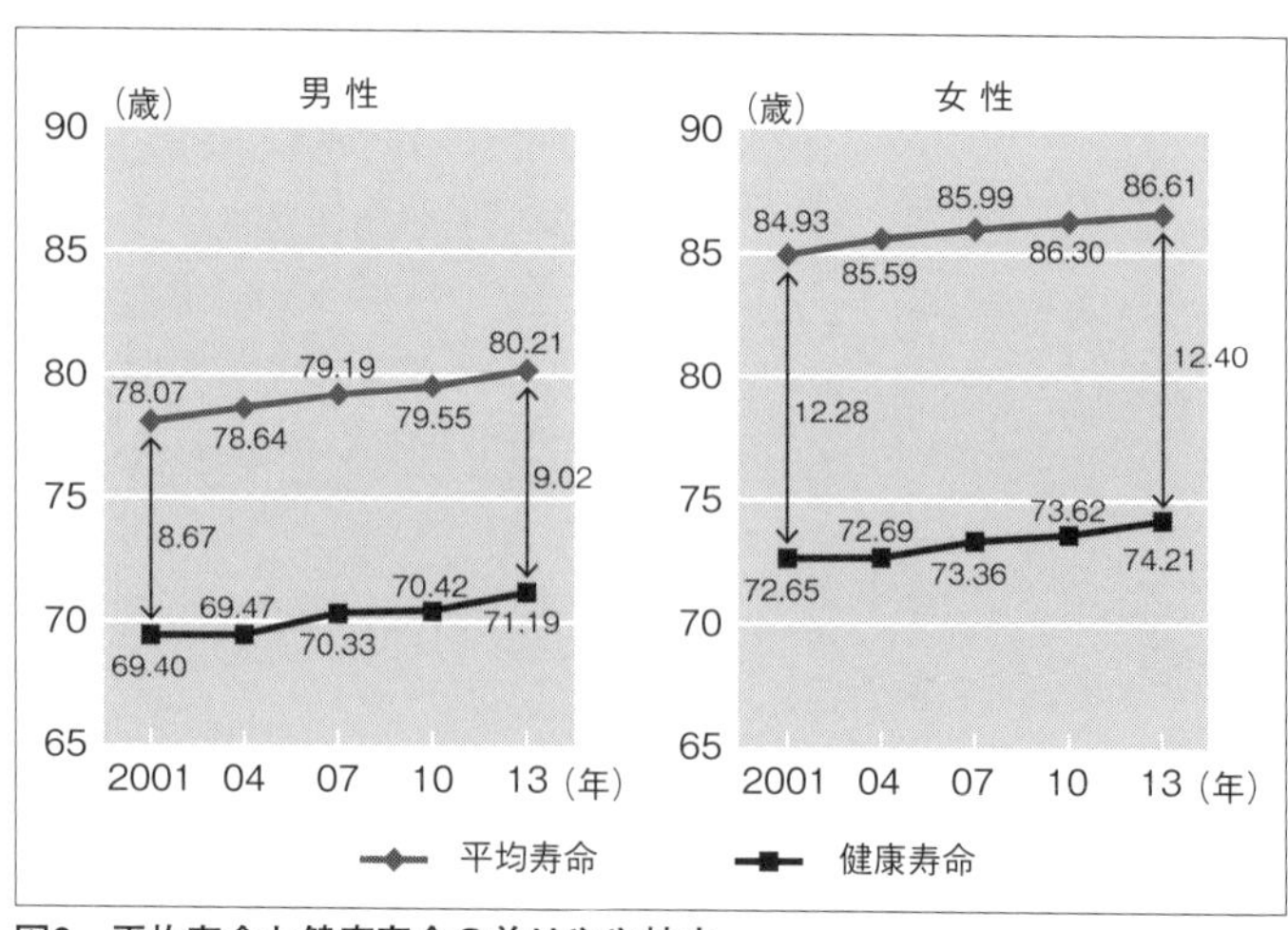

図6　平均寿命と健康寿命の差はやや拡大

出典：厚生科学審議会地域保健健康増進栄養部会
第2回健康日本21（第二次）推進専門委員会資料1

たしかに、この間の医療の進歩を考えると、このグラフは意外な感じがするかもしれません。これは、**「医療によって健康寿命を延ばすことには限界がある」**ということの証(あかし)といえそうです。

「それはいったいどういうこと⁉」と驚きの声が聞こえてきそうですね。

検査や投薬など医療行為と寿命の関係については別の章でくわしく述べますが、たとえば、糖尿病の薬には血糖値を下げる効果はあっても、網膜症(もうまくしょう)や腎症(じんしょう)など糖尿病特有の合併症を完全に防げるわけではありません。薬を飲まなければ100人が合併症を起こすところを、80人に抑えるという程度の効果です。**先延ばしにするだけ、というのが現実です。**

さらに、糖尿病と深いかかわりのある脳卒中(のうそっちゅう)については、薬を飲んでも効果がほとんどないことがわかっています。

また、**血糖値の薬を飲んでも、飲まなくても、死亡のリスクはほとんど変わらないとい**う結果も示されています。

もちろん、平均寿命や健康寿命の延びに対して、医療も多少は貢献しています。ですが、その効果は非常に小さいといわざるをえません。**薬で健康を維持できていると信じている人もたくさんいるようですが、さまざまな研究によってそのことは否定されています。**

こまめに検査を受けて、なにか異常が見つかればすぐに薬を飲んで、食事や運動にも気をつけて、ひたすら健康的な生活を心がけていても、年を重ねれば人の体はだんだんに弱って衰えていくものです。それが生きものとしての自然なあり方です。

理想の死に方として、よく「ピンピンコロリ」といういい方をしますが、死ぬ直前まで元気だった人が急に亡くなってしまうようなことは、自殺か不慮の事故くらいしかありません。「ピンピンコロリ」をめざすのは、一か八かに賭けるのと同じくらい可能性の低いことなのです。

70歳を過ぎると、人は急激に死んでいく

これまで日本は平均寿命を延ばしつづけ、世界一の座を誇ってきました。「日本人の平均寿命はいったいどこまで延びるのか」と思われましたが、どうやらそう長く生きられるものではなさそうです。近い将来、「今年の平均寿命は昨年より3日延びました」というレベルになるかもしれません。

このことを裏づけるのが、「はじめに」に出てきた生存曲線（4ページの図1参照）です。

この生存曲線については、１９８０年にある論文が発表されています。

そのなかで、１９８０年時点の生存曲線に対して、今後めざすべき理想の生存曲線を重ねて表示したグラフ（図７－１）が示されています。ここに日本人の２０１５年の生存曲線を合わせると、１９８０年に発表された理想の曲線とほとんど重なり、女性にかぎっていえば、その理想の曲線を超えて長寿であることが示されます（図７－２参照）。**日本人は１９８０年に目標とされた理想寿命にほぼ到達したのです。**

では、いまや理想の生存曲線を超えてしまった日本人女性の生存曲線をくわしく見てみましょう。

70歳を過ぎると、急激にグラフが傾いて、多くの人が亡くなっていくことがわかります。生存曲線が理想に近づけば近づくほど（＝長寿になればなるほど）、この傾きは急になります。

１００歳を過ぎるとほとんどの人が死んでいるので、寿命が延びて長生きになると、より短期間で人が死んでいくことになるわけです。ちなみに、80代の10年間では、じつに男性の70％、女性の40％が亡くなっています。

現在は以前と比べて社会環境もよくなり、かなりの方が食事や運動など生活習慣に気を

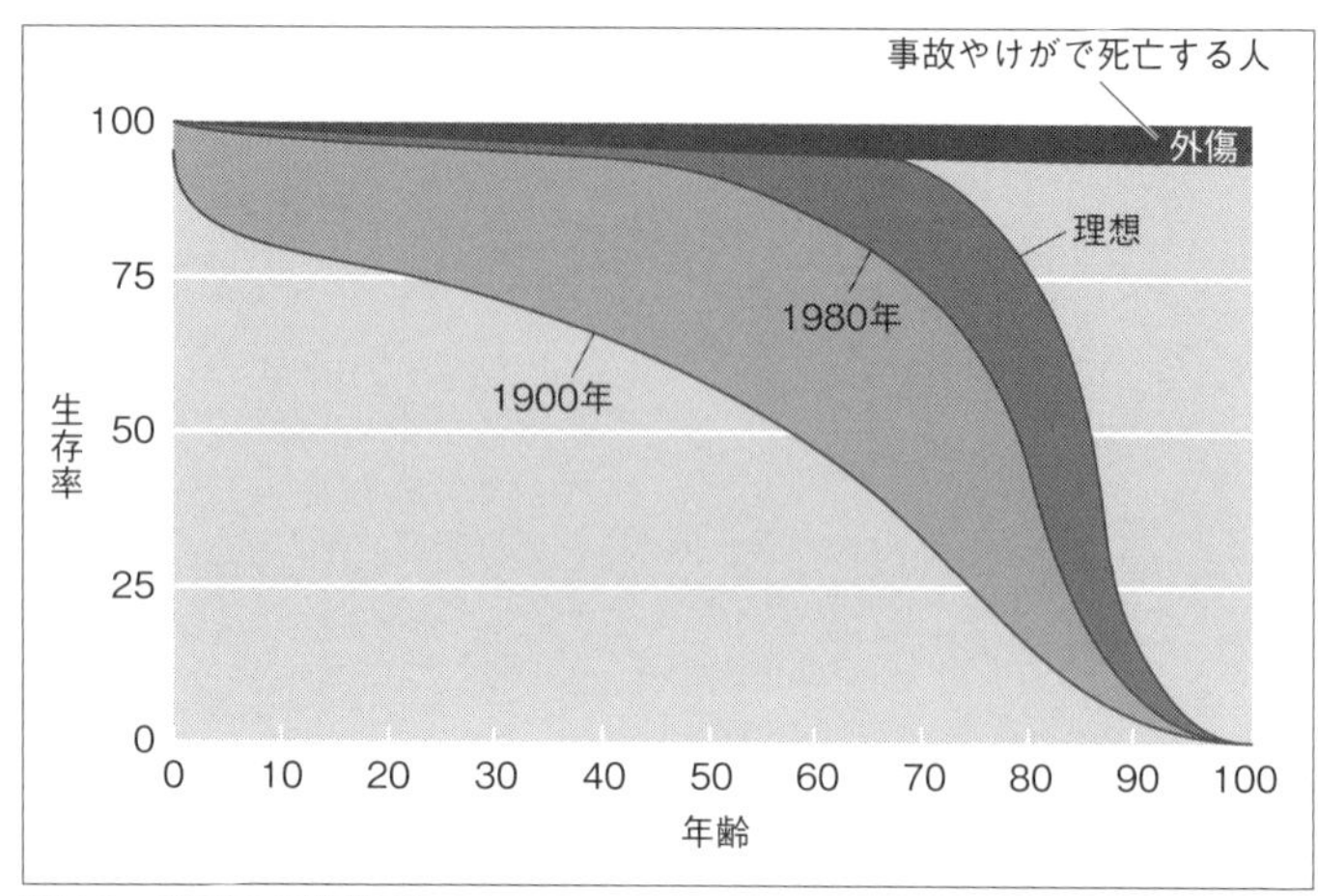

図7-1　理想の生存曲線

出典：New England of Journal of Medicine.1980;303:130

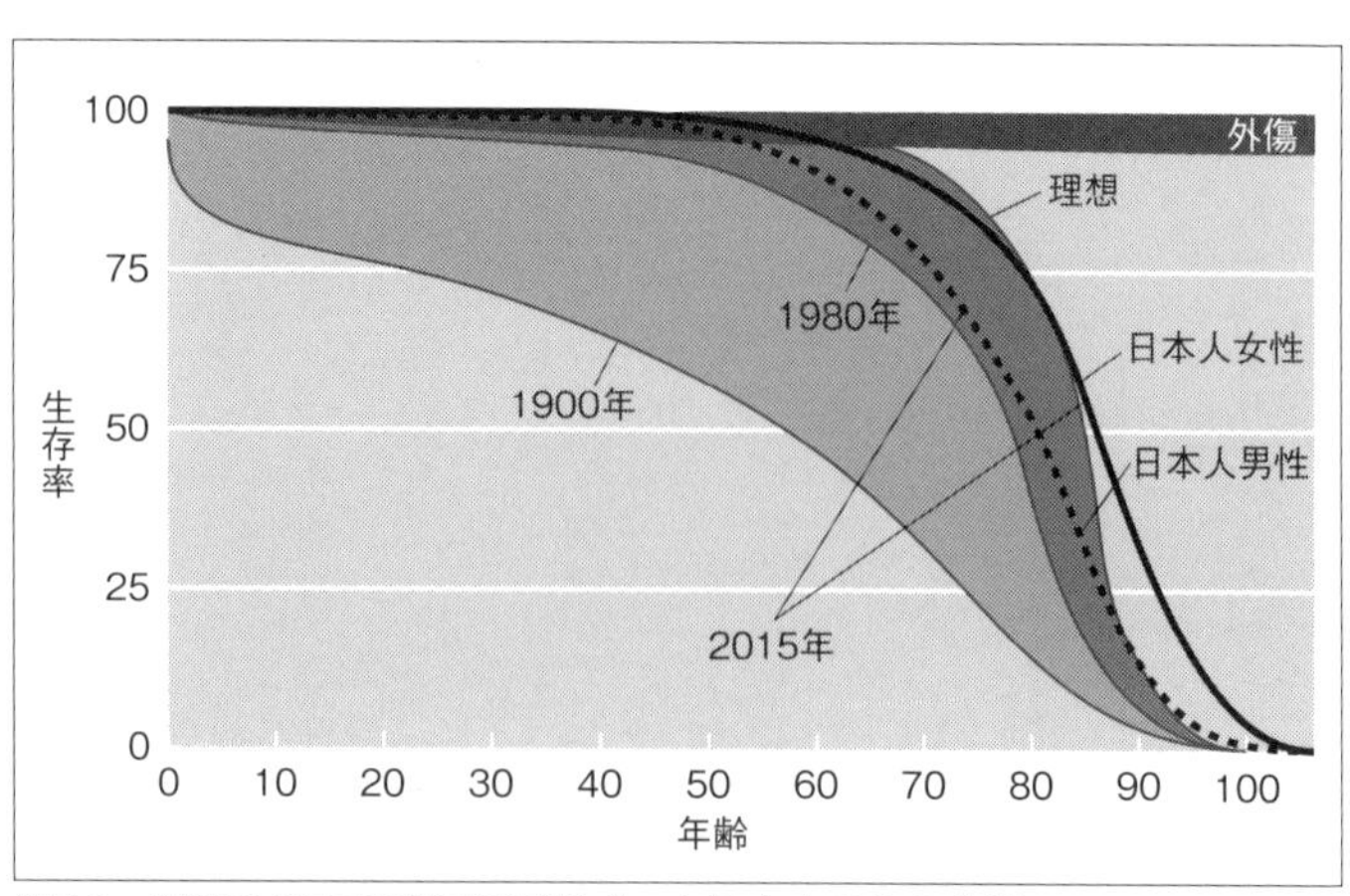

図7-2　理想の生存曲線にほぼ近づいた日本人の生存曲線

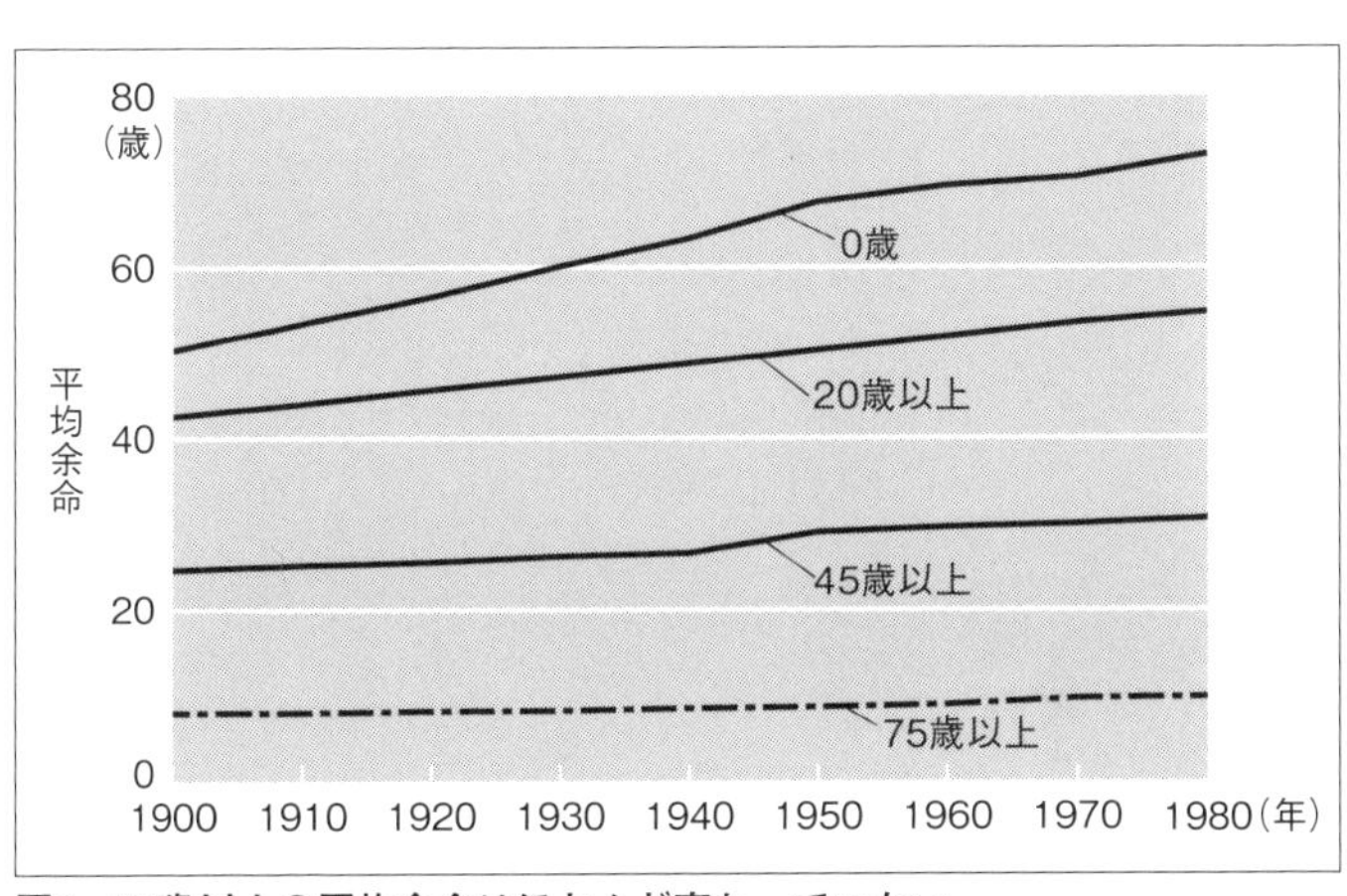

図8　75歳以上の平均余命はほとんど変わっていない

出典：New England of Journal of Medicine.1980;303:130

つけるようになっている時代です。それにもかかわらず、生存曲線の傾きが急になる年齢が70歳を過ぎた頃から、ということは、このあたりがまさに人間の「寿命」だということを示しているのかもしれません。

さらに、図8を見てください。これは各年齢での平均余命（その年代から平均してあと何年生きられるか）のグラフです。**75歳以上の平均余命は1900年代と1980年代とではあまり変わりません。**9年くらいから10年になったような具合です。

それに対して、0歳児の平均余命は50年から72〜73年くらいへと、大幅に延びています。

つまり、ここ100年で平均寿命が延びた要因は、お年寄りがより長生きになったことより、生まれてから1～3年の乳幼児の生存率が飛躍的に延びたことのほうが大きいのです。

これらのことから、平均寿命に関係なく、**人は70歳を超えると急速に死に向かう**、つまり、「高齢になると人はどうやっても死んでしまう」ということがわかります。医療の目覚ましい発達も、70歳からの寿命の延長にはあまり貢献していないことが示されています。

そして、先にお話ししたように「長生きをしても、最晩年には病気になったり介護が必要になったりする」ことを考慮すると、「いつまでも健康で長生きしたい」というのは、ますます実現不可能な願望であるといえるのです。

長生きするほど幸福でなくなる日本人

ここまで見てきたように、「いつまでも元気で長生き」することはきわめて困難であることは、どのデータからも明らかです。

この事実は、「健康第一」で生きてきた多くの日本人にとって、「幸せにはなれない」ことを意味しているのでしょうか。もちろん、そんなことはありません。世の中には、健康

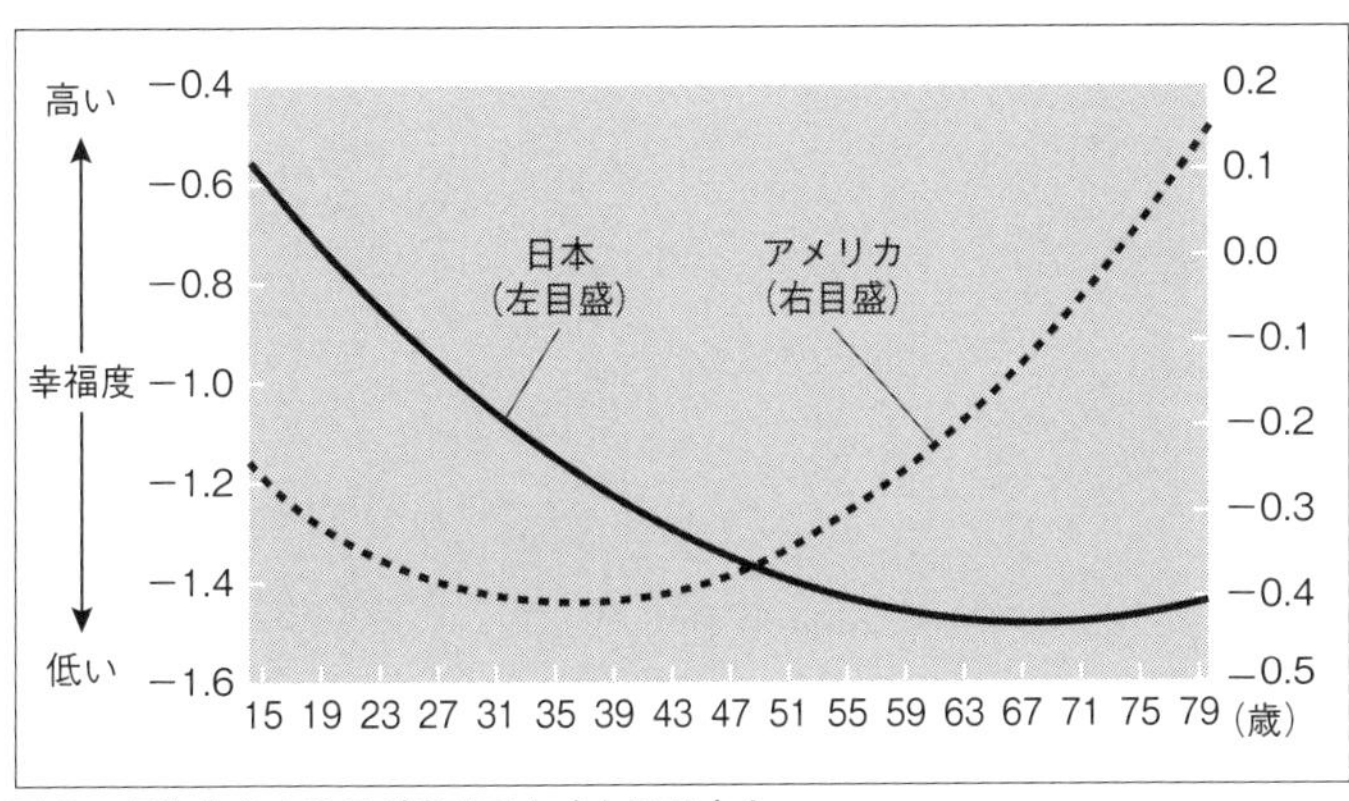

図9　長生きをするほど幸せでなくなる日本人

出典：内閣府『平成20（2008）年版国民生活白書』「日本人の幸福度に関する分析」（消費者庁）

でなくても幸せに生きている人はたくさんいます。

一方、それなりに元気で長生きなのに幸福ではない高齢の方たちもいます。私が医師として接してきたなかには、そう見受けられる方も多かったように思います。

このことは、内閣府がおこなった年齢と幸福度の関係を調べた調査結果にもあらわれています（図9参照）。

日本人の幸福度のピークは15歳で、その後はひたすら低下しつづけています。つまり、**長生きをするほどに、幸せでなくなっている**のです。

ちなみに、アメリカ人の場合は、30代で幸福度が底になった後は、高齢になるにしたがって大きく増していきます。

なぜ、日本人は「健康・長寿」を望みながら、それを達成してもなお、幸せになれないのでしょうか。

臨床医としての私の経験からいうと、長生きでも不幸というパターンは、「死ぬのはこわい。だからといって、さらに長生きをして、まわりに迷惑をかけるようになったらどうしよう」

という思いに強くとらわれるような状況です。そして、「健康に気をつける」ことが義務のようになってしまい、

「いつか寝たきりになったらどうしよう」

と、不安を抱えながら老後を過ごすことになってしまうのです。

こうした高齢者の意識の背景には、**「長生きする以上は、まわりに迷惑をかけないよう健康に気をつけて、いつまでも自分の面倒は自分で見られる状態でいるべき」という社会からの無言のプレッシャー**が少なからずあると思います。いま、この本を読まれている方のなかにも、思い当たる人はたくさんいるのではないでしょうか。

こうして、本人もまわりも「健康・長寿」を追求しつづける⇒そうした人々のニーズに応じて製薬メーカーなどの医療機関も「病気を治す」と謳(うた)って次々と新しい薬や治療法を

登場させる⇒それがさらに人々の「健康欲」「長寿欲」を煽る。

このようなサイクルで、日本中が「飽くなき健康を求める文化」へとどんどん突き進んでいったのだと思います。

しかし、くり返しになりますが、どんなに健康に気をつけて薬を飲んでいようと、病気になる時期を多少先送りできるだけで、**長生きをすれば結局、なにかしら病気になって亡くなってしまいます。**

「病気になったらどうしよう」「寝たきりになったらどうしよう」などと不安に思うことは、本当は無駄なことなのです。なんだか冷たく聞こえるかもしれませんが、そのように気にやむ必要はないということです。

「いつまでも元気で長生き」はありえないのに、「健康・長寿」にこだわりすぎることが、多くの人の不幸を招いている。

私にはそのように思われて仕方がありません。

「健康でいなければならない」を変えるとラクになる

自分自身が「年をとっても若々しくありたい」という前向きな気持ちから、日々の生活を楽しみ、多少は健康にも気をつけるという程度ならいいのです。ですが、社会から「健康である」ことを求められ、なかば強制的に**「健康に気をつける」ことが使命になってしまうと、生きることが窮屈(きゅうくつ)になってしまいます。**

たとえば、80歳をとうに過ぎた人が、「体に悪いから」といって大好きな甘いものやお酒をひたすら我慢して、老体にムチ打つように懸命に運動をする。

「血圧がちょっと高め」「コレステロール値が気になる」とあれこれ薬を飲み、さらに「体にいいから」とサプリメントを併用する。

そのように努力をしている高齢者に対して、まわりも「寝たきりにならないように、もっとがんばって！　いつまでも元気でいて！」とさらに拍車をかける。

世界一の長寿国となった日本でいま起きているのは、まさにこういうことです。

私たち日本人がこれから幸福に生きていくためには、社会全体が暗黙のうちに共有しているこうした**「いつまでも健康でいなければならない」という意識を変えることが絶対に必要**です。

そもそも、だれのどのような人生であろうと、「生きる」ことそのものに無条件に価値があります。「健康で長生き」も「健康で短命」も「不健康で長生き」も「不健康で短命」もすべて価値のある生き方であり、同じ尊さです。

たとえば、「寝たきりになって自分で何もできなくなってしまったら、もはや生きる価値はない」などと口にする人がいますが、そのようなことは絶対にありません。

そうした考えは、「健康な人だけが長生きしてもいい」という、障害や病気のある人を排除するような差別的な思想につながりかねません。それこそ、不健康きわまりない考え方です。

２０１６年に相模原の障害者施設「津久井やまゆり園」で起こった殺人事件が世間に衝撃をもたらしたのも、こうした危険な考えが剝き出しであらわれたものだったからでしょう。

ちなみに、ＷＨＯは「身体的にも、心理的にも、社会的にも完全に良好な状態であることが、健康である」といい、さらに「スピリチュアル的（霊的）にも」という項目を加えようかと議論をしています。

ですが、そういう**不健康を排除するような思想は、**遺伝的に不利な形質を排除しようとする「優生思想」につながる、**非常に不健康で危険な考え方**だと思います。

たとえば、平均寿命が50歳というような過酷な環境の発展途上国でなら、完全な健康をあえて目標に掲げようとするのもわかります。でも、いまの日本で「より完璧に健康でいることをめざしなさい」というのは、まるでなにかの宗教思想のようで違和感を覚えます。

むしろ、いまの日本は、ＷＨＯがいうような健康はすでに達成されていて、次のレベル、つまり、これ以上の健康を求めるべきではないステージに達してしまっているのではないでしょうか。通常レベルの健康はほぼ達成されているため、**「さらなる健康」を追求することは、度が過ぎてかえって不健康につながってしまう**――そう考えるべきではないでしょうか。

本来、どのような生き方であろうと、「命」は等しく尊いものです。

そのことをすべての日本人が再認識し、「どんなにがんばっても、人はいつまでも健康ではいられない」という現実を受け入れることができれば、**「年をとったら、もうそんなにがんばらなくてもいいんじゃない」**と新たな共通意識が生まれ、「超高齢社会に突入」

といわれる日本の未来も大きく変わるかもしれません。

「健康欲」をコントロールする

さて、「いつまでも元気で長生き」から「元気でなくても長生きでなくてもいい」へと生き方をシフトチェンジするということは、飽くなき**「健康欲」「長生き欲」をコントロールする**ということでもあります。

人間の三大欲は食欲・性欲・睡眠欲といわれますが、「元気で長生きしたい」というのも、「甘いものを食べたい」「眠りたい」というのと等しい「欲望」です。

ところが、「甘いものの食べすぎは体に悪いから」と食欲は抑制するのに、「元気で長生きしたい」という欲望をコントロールすることは、「人生に対して後ろ向きな姿勢」として受け止められ、よくないこととされがちです。

そうした死生観も、日本の「飽くなき健康を求める文化」をつちかうことに一役買ってきたのかもしれません。

ですが、「元気で長生きしたい」という欲望をコントロールすることは、けっして「死んだほうがいい」ということではありません。

「健康・長寿」はけっして叶(かな)えられることのない願望です。どんなに健康で長生きすることをめざそうと、いつまで経っても、その欲望が満たされることはありません。

つまり、**「健康欲」も「長生き欲」も追いはじめたらキリがなく、それこそが「実際に長生きをしても、ちっとも幸せになれない」という、いまの日本の不幸な現状を招いているのです。**だからこそ、ある程度のところで満足するようコントロールすることが必要だと思うのです。

前項で、80歳を過ぎた人が「健康のために」と甘いものやお酒を我慢し、まわりももっと健康に気をつけることを求めるというエピソードをお話ししましたが、じつは、そうしてがんばった挙げ句に亡くなられた方のご家族が、

「こんなことなら、本人の好きな甘いものをもっと食べさせてあげればよかった」

と後になってしきりに嘆(なげ)いている、というのもまたよく見かける光景です。

そうした経験を重ねるうちに「これはなにかおかしい。健康より大事なものがあるのではないか」と私は考えるようになりました。

いまが働き盛りの年齢で子どももまだ小さかったり、自分の親がまだ生きていたりと、

自分の人生が自分ひとりのものでないうちは、健康に気をつけることはもちろん大事です。

しかし、子どもたちが自立し、親のことも見送って、あとは悠々自適の老後の人生という年齢や立場になれば、**健康優先で生きる必要はない**のではないでしょうか。

自分の使命を果たし、やるべきことをやって、人生の終焉に差しかかったら、自分のしたいように、生きたいように生きていいはずです。

健康を気にしすぎることをやめれば、日本人はもっともっと幸せになれる。

私は臨床医としての長年の経験から、そのように確信しています。

定年になったら生き方をリセットしよう

「健康に対する意識を変えるべき」といいましたが、これまでの意識をガラリと変えることは、やはり簡単なことではありません。どのような習慣もそうですが、これまで当たり前と思って自然にやってきたことを、いきなり変えるのはむずかしいものです。なにか大きなきっかけが必要です。

そのきっかけのひとつとしてわかりやすいのが「定年」です。現在、法改正されて希望者は65歳まで働けるようになったので、「65歳定年」とするともっとわかりやすいかもしれません。

たとえば、現役時代には、会社の健康診断を毎年受け、なにか疑いがあるとさらに精密検査をし、少しでも悪い数値があれば医者にいわれるままに薬を飲む——こうした若い頃から流れのなかでやってきたことを、「65歳定年」を機にやめてみるのです。

じつは「65歳定年」を、健康意識を変えるタイミングとしておすすめするのには理由があります。65歳を過ぎてからがん検診などを受け、症状がないうちから早期に治療をした場合、**入院や通院に時間を費やし、あるいはそれらにお金をかけることで、より自由のきく元気な時期を失う危険も大きい**からです。

もちろん、がん検診などを受けないことで、70歳以降の元気な時期を病気で失う可能性もあります。

しかし、結局その70歳以降も75歳以上の健康のために費やされ、75歳以降も80歳以上のために費やされ……と**「先々のために今を失う（楽しめない）」ことが延々つづく**ことになるかもしれません。

どこかでケリをつけたほうがいいというのは、それほど突飛な考え方ではないのではないでしょうか。

また、70歳を過ぎて急激に死んでいくことを考えれば、**65歳から70歳までの5年間は、高齢者にとってもっとも健康でいられる可能性の高い期間**です。この大切な時間を、次のどちらの生き方で送るのがよいでしょうか。

①あまり意味のない検診を受けたり薬を飲んだりして、時間やお金を費やし、「もっと数値が悪くなったらどうしよう」などと気にやみながら生きる。

②「体によい・悪い」を気にすることをスパッとやめ、好きなものやおいしいものを食べながら気楽に過ごす。

いろいろ我慢をしても、逆に、好きなことをやっても、**70歳を過ぎれば遅かれ早かれ人は死んでいく**のです。私なら、65歳を過ぎたら②の「気にしない人生」を選びます。そのほうが、人生の最後に「いろいろあったけど幸せだった」と感じられそうです。

もちろん、65歳になって定年を迎えても、子どもがまだ中学生というのであれば、話は別です。ですから、「孫が生まれたら」とか「親を見送ったら」とか、自分なりのタイミングでいいと思います。

「自分の人生は後半に差しかかったな」と感じたら、一度、生き方をリセットしてみては

どうでしょう。

「いつまでも健康で長生き」という見果てぬ夢から目覚め、「健康欲」や「長生き欲」に折り合いをつけること。それが、世界一の長寿国になったいまの日本人にもっとも必要なことだと思います。

「いつまでも健康で長生きはできない」ことを受け入れることで、むしろ「老後の不安」の多くは解消され、晩年の人生はもっと喜びに満ちたものになる。

いま、私たちはそういう時代を生きているのです。

第2章

じつはあいまいな検査のウラ側

「検査を受けておけば安心」か？

「早期発見・早期治療」――この言葉がすっかり浸透した日本では、住民健診や職場健診など定期的な一般健診が広くおこなわれ、さらに、がんのように特定の病気を見つけるための検診も推奨され、そうした健診や検診でなにか異常が見つかれば、よりくわしく調べるための精密検査を受けることが、もはや当たり前のようになっています。

「ともかく検査を受けておけば安心」

そういう「検査神話」のような意識が多くの日本人のなかにはあるように感じます。

一般に、検査のメリットを聞くことはあっても、効果の実態やデメリットについて耳にすることは、あまりないのではないでしょうか。それが、こうした「検査神話」にもつながっているように思われます。

しかし、**検査は絶対ではありません。むしろ、メリットよりデメリットのほうが大きいこともよくあります。**そして、高齢になればなるほど、その傾向は強くなります。

第1章で、「65歳定年になったら検査を受けるのはやめましょう」と提案したのは、そうした現実を踏まえてのことです。

この章では、現在おこなわれている主な検査が、本当のところどのくらい有効なのか、デメリットを差し引いても受けるだけの価値がどれほどあるかを、データにもとづいて検証します。

「高齢になったらむしろ検査は受けないほうがいい」

そのことを多くのデータが示していることに、きっと驚かれるでしょう。

「健診」と「検診」、どう違う？

検査について検討する前に、まず、基本的なことを押さえておきましょう。

検査の結果から診断をする「けんしん」には「健診」と「検診」とがありますが、このふたつの違いをご存じですか？

前の項でも少し触れましたが、簡単にいえば、「健診」は、健康な人の健康度をチェックして健康を維持していくためのもの、つまり病気の予防活動のためにおこなうものです。

それに対して、「検診」は、特定の病気を早く見つけ出し、早く治療するためのものです。

たとえば、身長・体重を測って肥満度を測定するのは「健診」です。一方、がんを早く見つけるためにおこなうのは、がんの「検診」です。

◎健診（健康診断）＝健康な人の健康度をチェックする診断。健康維持・病気の予防活動
◎検診＝特定の病気の早期発見・早期治療のための診察。がん検診など

ちなみに、血圧や血糖値を測るのは「健診」に分類されるのが普通です。高血圧や高血糖を病気としてとらえるなら「検診」になるのですが、一般的に、高血圧や高血糖は病気そのものではなく、その後の合併症を引き起こす危険因子としてとらえられているためです。

たしかに、血圧が高いと脳卒中（脳出血や脳梗塞、くも膜下出血など）による死亡の危険性は高まります。しかし、このことが意味するのは、高血圧が脳卒中の直接の原因ではなく、危険因子のひとつということです。

高血圧の人が全員脳卒中になるわけではありませんし、高血圧でない人が脳卒中にならないというわけでもありません。血圧の高い人は低い人に比べて、脳卒中になる危険がより高いということです。

したがって、健康な人の血圧を測り、高血圧になりそうな気配があれば早めに対処をして、脳卒中などの病気になる前に危険因子をとり除こう、というのが「健診」の目的というわけです。

このように、「健診」と「検診」では、実施する目的が異なります。

しかし、その一方で、「健診」と「検診」には共通点もあります。まずは、実施にあたっての必要条件です。

それは、診断に利用できる正常・異常の明確な境目が設定できることと、有効な治療法があることです。つまり、正常であるか正常でないかを見きわめられ、異常であった場合には治療法がきちんと確立されていてこそ、検査をおこなう意味があるということです。

【健診・検診を実施するためのふたつの必要条件】

◎正常・異常の明確な境目が設定できること

◎有効な治療法があること

ところが、現実には、どちらも明快ではないままおこなわれている検査がたくさんあります。**メリットがほとんどない検査も数多くある**ということです。

「それでも、病気を予防したり早期発見したりできる可能性がわずかでもあるなら、受ける意味があるはず」

そのように考える人も少なからずいるでしょう。

ところが、**早期発見・早期治療をしないほうが、むしろよかったというケースもあります。**

このようにいうと「とうてい信じられない」と疑惑をもたれる方も多いと思いますが、これは真実です。

そのうえ、検査には、痛みなどの不快感をともなったり、被曝（ひばく）（放射線や有害な化学物質にさらされること）してしまったりというデメリットがともなうこともありますし、コストもかかります。こうした**害のほうがメリットより大きくなることもよくあります。**

さて、「健診」と「検診」のもうひとつの共通点は、個人が自由意思で受けるものと、公費などを投入して集団に対しておこなうものと、ふたつのタイプがあることです。前者は、個人個人がそれぞれのリスクにもとづいて個別の医療機関と相談しながらおこなうもので「任意型」と呼ばれます。後者は、社会全体の負担や費用を軽減するために無差別に広くおこなわれるもので「対策型」と呼ばれます。

具体的には、個人が自己負担で受ける人間ドックのようなものが任意型、国や地方自治体が公費で負担しておこなう住民健診やがん検診などは対策型といえます。

このように、一口に「けんしん」といっても、いろいろなタイプがあることを知っておいてください。

検査には「偽陽性・偽陰性」がつきもの

ここで質問です。

「健診」や「検診」で検査を受けると、どのくらいの確率で異常が判明し、それが健康回復につながると思いますか？

「ときどき『見落とした』という話も聞くけれど、それはお医者さんの問題で、検査自体は１００％信頼できるんじゃないの？」

そのように検査に全幅の信頼をおいている方もいるでしょう。

はたして「検査」の実力とはどの程度のものでしょうか。「けんしん」とは異なりますが、わかりやすいインフルエンザ検査を例に、「検査」の問題点について見てみましょう。

インフルエンザの流行期になると、「インフルエンザにかかったかもしれないので検査をしてほしい」と外来を受診される患者さんが後を絶ちません。多くの人が「検査をすれば、インフルエンザかどうか即座に診断がつく」と思っているようです。

しかし、実際には、そんなに簡単にはいきません。インフルエンザの場合、検査に陽性反応が出るのに少し時間がかかりますし、そもそも陽性にならない人もいるからです。**本当にインフルエンザにかかっていても病初期の段階、たとえば、半日以内では半分くらいの人が陰性になってしまいます。**

このように、本来なら「陽性」に出るべきところが「陰性」と出てしまうことを「偽陰性(ぎいんせい)」といいます。これとは逆に、「陰性」なのに「陽性」と出てしまうことを「偽陽性(ぎようせい)」といいます。

じつは、インフルエンザにかぎらず、**どのような検査にもこうした偽陽性・偽陰性は起こります。**そこが、検査の大きな問題点です。それについては、後の項目でくわしく述べます。

さて、インフルエンザに話を戻すと、近年、タミフルやリレンザ、イナビルなどの治療薬が開発されたことで、「インフルエンザになっても、すぐ病院に行って薬を処方してもらえば、すぐに治るから大丈夫」と考えて、ちょっとでも症状が出ると即病院に駆け込んで検査をする人が増えています。

ですが、前述のように、午前中に急に熱が出はじめ、その日の午後に病院を受診したような場合には、検査は陰性になってしまうことがよくあります。

そして、そのまま検査の結果だけを重視し「インフルエンザではなかった」と判断して会社や学校へ行って無理をすると、流行を広げてしまうことになってしまいます。

このように、**インフルエンザを検査で早期診断することはむずかしい**のです。

むしろ、熱が出てから丸一日くらい経つと陽性反応が出やすくなるので、ちょっと様子を見てから病院へ行くほうが、偽陰性は少なくなります。ただし、それでも、１００％確実に正しく陽性反応が出るわけではありません。

ならば、どうするか。**いっそ、検査をしない**ことです。

インフルエンザの流行している時期に、「急に発熱して、節々（ふしぶし）が痛み、全身の倦怠（けんたい）感が強い」というときは、ほぼインフルエンザです。病初期には病歴と診察だけで判断したほうが、検査をするより正確だという研究結果もあります。

たとえば、インフルエンザがまだ流行していない時期に、それらしい症状が出たような場合には、インフルエンザの検査をおこなうことで流行の兆しをつかめるというメリットはあります。ですが、**インフルエンザの流行期には、むしろ受ける必要のない検査**です。

要するに、インフルエンザの検査は、偽陰性が多く、有効かどうかはっきりしないというのが現実です。

高い数値が出やすい血圧の検査

検査にはさまざまなものがありますが、インフルエンザと同様、病気かそうでないかを100%見きわめられる検査は、残念ながら多くはありません。

それどころか、検査には「偽陽性」「偽陰性」の問題があり、**本当は病気ではないのに、病気の疑いをかけられ、本来なら飲む必要のない薬を飲むはめになってしまう**、ということも起こります。

その典型的な例として、血圧の検査があります。

病院に来るときは、だれでも少なからず緊張をするものです。そのため、ふだんより血圧が上がってしまうことがよくあります。これを「白衣高血圧（はくいこうけつあつ）」と呼びます。

自宅でリラックスした状態で測れば正常値にもかかわらず、**病院で測定した血圧が高かったことで、薬の服用がはじまったというケースは少なくありません。**

「家庭用の血圧計だと正確ではないかもしれないから、たまには病院できちんと検査をしてもらおう」と考える人も多いようですが、反対の結果になってしまうこともよくあります。

血圧は正しく測れていないと10〜20㎜Hg（ミリメートルエイチジー＝水銀柱ミリメートル）くらいの差が出ることはよくあります。そのため、医療機関で測定をすると、ふだんよりも高く、正常値を超えた偽陽性として出やすいのです。

自宅でできるだけ正確に血圧を測るには、背もたれのある椅子にゆったりと腰をかけ、十分にリラックスした状態で、1〜2分あけて複数回測定することです。連続して測定するうちに数値はだんだん下がってきて、最後に安定します。その値を本来の血圧と考えればいいでしょう。

健診や外来を受診して「血圧が高い」といわれた人も、治療をはじめる前に、このようにしてもう一度、自宅で測ってみることをおすすめします。

正常・異常の境目はあいまい

このように血圧は正確に測定するのがむずかしいのですが、そもそもいちばんの問題は、**血圧は正常・異常の境目が明確ではない**ところにあります。

「以前は140だったけど、いまは130を超えると高血圧なんでしょう？」

このような声が聞こえてきそうですね。

たしかに、最近の判定基準では、正常血圧として「130／85＝上（収縮期）の血圧が130㎜Hg、下（拡張期）の血圧が85㎜Hg未満」が採用されることが多いのは事実です。

ところが、**この数値には、根拠がありません**。事実、血圧の基準値は、日本人間ドック学会では147／94となっていますし、日本高血圧学会では140／90となっています。

日本人間ドック学会と日本高血圧学会とで基準値が異なることも不思議なら、実際の判定基準はそのどちらとも異なることも不思議です。

実際、私が医者になった30年ほど前には米国合同委員会の基準では160／90、WHO

の基準では１６０／95だったのです。それが、数年ごとに見直され、そのたびに数値が引き下げられてきました。

ここでひとつ、疑問がわきませんか？

そもそも血圧が高いとどうしていけないのでしょう。なぜ下げなければいけないのでしょうか。

じつは、高血圧の大部分はまったく症状がありません。ですから、血圧が高いだけであれば何の問題もないのです。

それでは、なぜ血圧が高いまま放置してはいけないのでしょうか。

それは、血圧が高ければ高いほど脳卒中や心筋梗塞、心不全などの合併症を引き起こす危険が高くなるからです。このことは、さまざまな研究によって明らかにされています。

確率的にいって、血圧のより高い人のほうが脳卒中などになる危険がより高くなり、高血圧はそうした病気の危険因子のひとつといえるのです。

たとえば脳卒中の場合、血圧が１６０以上の人に対して降圧薬を投与して血圧を下げると、脳卒中のリスクが少なくなることも研究によってわかっています。少なくとも、血圧が１６０を超えた場合には、治療を受けるための十分な根拠があるというわけです。

ならば、昔どおり160を基準値にして「高血圧」の診断を下すのが、先に述べた「健診・検診をするためのふたつの必要条件」を満たしていて、適当なように思われます。

ところが、みなさんもご承知のように、実際の基準値はより低く設定されています。

上の血圧が140以上160未満の軽症な高血圧の人を対象にした、いくつかのランダム（無作為）化比較試験をまとめたメタ分析という質の高い研究があります。そのなかに含まれるもののうち、1987年のイギリスの研究の結果がとても興味深いのです。

その研究では、降圧薬によって100の脳卒中の確率が51にまで下がった、つまりリスクが半分になったという結果が出たにもかかわらず、**「降圧薬の治療効果は明らかではない」**と結論づけられているのです。これはいったいどういうことでしょう。

実際に脳卒中になった人の数を見てみると、その理由がわかります。降圧薬を使わなかったグループでは、5年間で3049人のうち20人が脳卒中になったのに対し、降圧薬を使ったグループでは3012人のうち脳卒中を起こしたのは10人でした。

たしかに半分くらいになってはいますが、これを発生率で見てみると、0・6％の脳卒中が0・3％になっているにすぎず、その差はきわめて小さいのです（図10参照）。

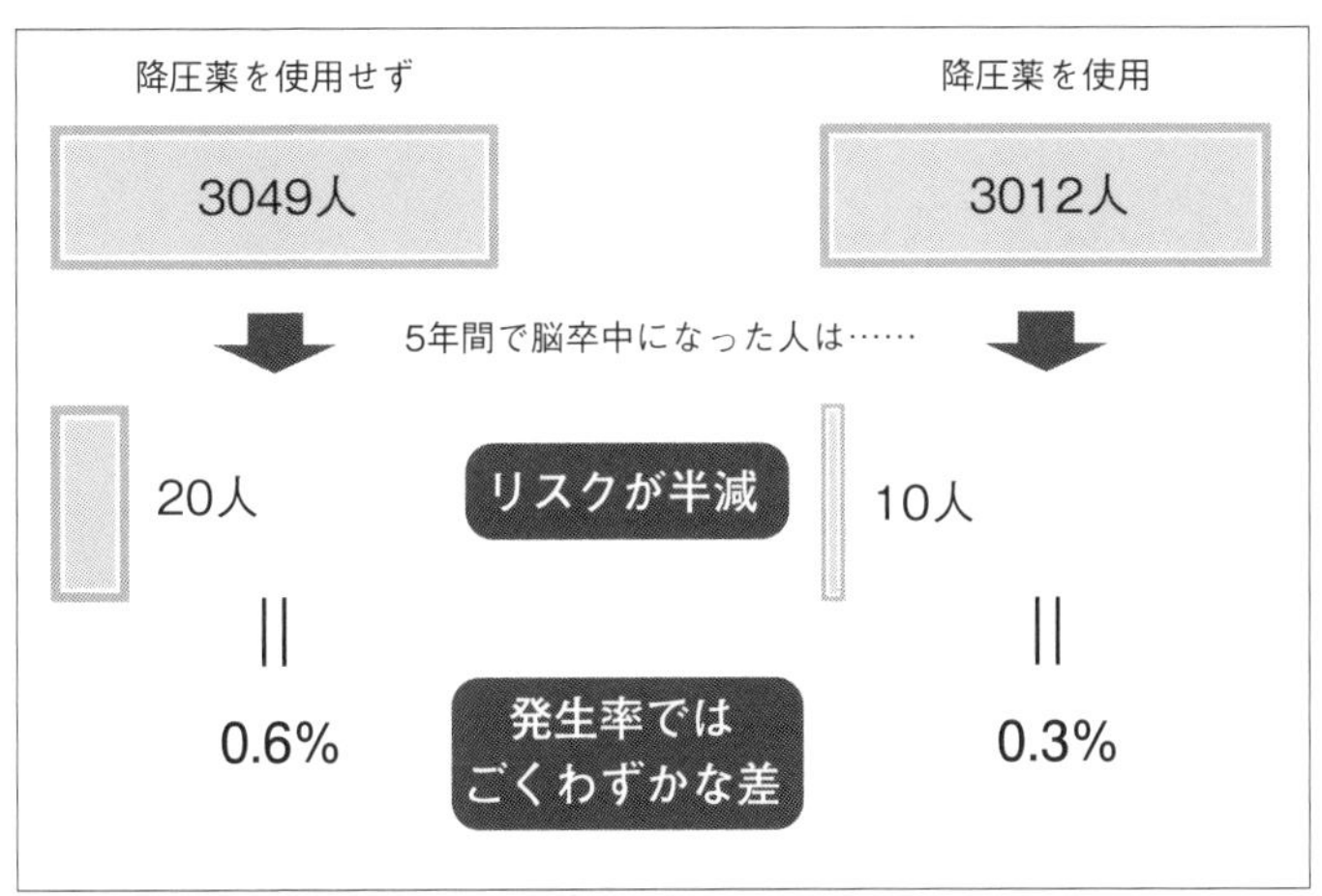

図10　実数と発生率で比べた降圧薬の効果

また、アメリカの退役軍人を対象にした別の研究では、降圧薬を飲んだグループ508人、飲まないグループ504人のうち、1人として脳卒中を起こさなかったという結果で、これは**軽症の高血圧では、降圧薬を飲まなくても、脳卒中を起こす人はさほど多くない**ことを示しています。

また、この研究結果は上の血圧が140〜160の人が対象ですが、そもそも血圧が高くなるにつれて脳卒中の危険が徐々に高くなることを考慮すると、血圧が140を多少超えた程度の人では、ほとんど脳卒中を起こさないことを示してもいます。

それでは、現在の判定基準130という数値はいったいどこから出てきたのでしょうか。

たしかに、血圧が低ければ低いほど脳卒中の危険も低くなります。ですが、１４０くらいの人に「このままだと脳卒中になりますよ」といって降圧薬を投与するのは、これまでの研究データからしても、少し極端だといわざるをえません。

にもかかわらず、血圧検査の正常・異常の境目が、１６０から１４０へ、１４０から１３０へ、もしかするとこの先には１２０へ、とどんどん厳しくなっていく背景にあるもの——。

それは、ひとりでも脳卒中の患者を減らしたい、そのためには公費による投薬治療を提供してもいいという豊かな社会であることとともに、**多くの人に降圧薬を飲んでもらいたいというメーカーの意向が間違いなく潜んでいる**と思います。

実際、以前よりはるかに多くの人が「血圧高め」とチェックされ、降圧薬を処方されるようになっています。

このように、**正常・異常の境目は、科学的に決まるわけではなく、そうした社会の状況によって決められていく**のです。このことを、ぜひ心に留めておいてください。

血圧１３５の人は正常？　異常？

血圧の正常・異常の境目があいまいであることは、だれでも高齢になると自然に血圧が上がっていくことからも明らかです。

年を重ねるにしたがって肌が衰えてくるように、血管も老化して硬くなってきます。排泄機能も衰えて、血中にナトリウムや水分が溜まりやすくなります。そのため、加齢とともに血圧は上がりやすくなるのです。

上の血圧の平均値を年代ごとに見てみましょう（厚生労働省統計、２０００年）。

40代＝男性１３１・２　女性１２４・５
50代＝男性１３８・４　女性１３３・４
60代＝男性１４３・１　女性１４１・３
70代＝男性１４７・０　女性１４６・２

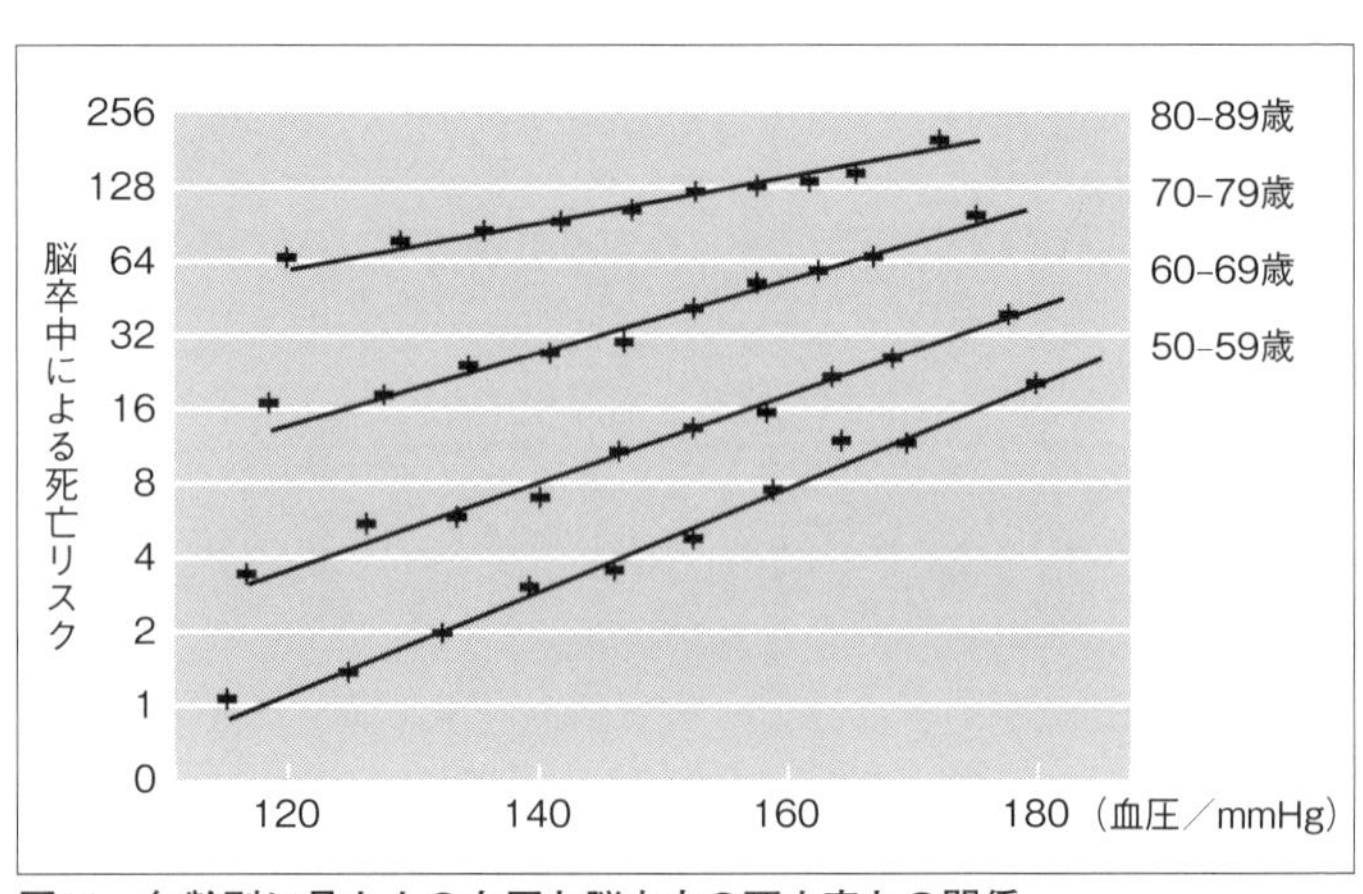

図11　年齢別に見た上の血圧と脳卒中の死亡率との関係

出典：Lancet 2002;360:1903

このように、男女ともに年を追うごとに血圧が上がっていきます。

しかも、50代になる頃には、130を基準にすると血圧が正常である割合は男女ともに30〜40％にとどまり、正常である人のほうが少なくなってしまいます。

では、50代で高血圧の人と、70代で血圧が正常な人と、どちらが脳卒中になる確率が高いでしょうか。じつは、**高血圧の50代より、正常血圧の70代のほうが脳卒中になりやすい**のです。

図11は年齢別に見た上の血圧と脳卒中の死亡率との関係を示したグラフです。70代で血圧120の人の脳卒中の死亡率が50代で血圧110の人の約16倍なのに対し、50代で血圧

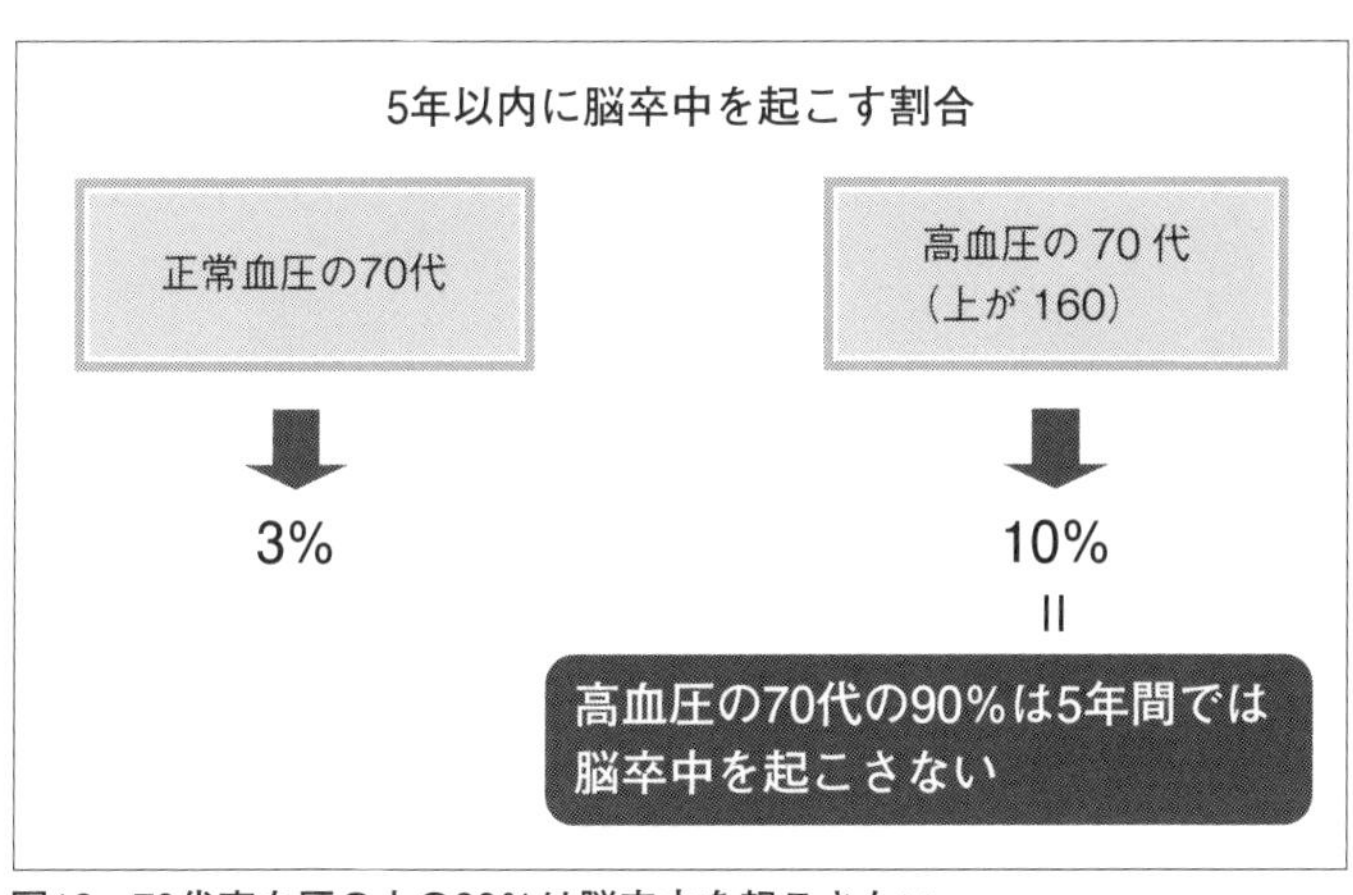

図12　70代高血圧の人の90%は脳卒中を起こさない

160の人の死亡率は8倍前後にすぎません。

脳卒中になる割合そのものは加齢とともに増えますが、脳卒中と血圧の関係は年をとるにつれてあいまいになっていきます。若いうちは、血圧の高い人と低い人とでは脳卒中による死亡リスクの差が大きくありますが、高齢になるとその差はかなり小さくなります。

つまり、**血圧が120の高齢者でも脳卒中になるリスクは血圧が160の若い人より高い**ということです。だからといって、70代で血圧が120の人が降圧薬を飲むかというと、130といういちばん厳しい基準でも正常範囲の血圧なのですから、まずないでしょう。

また先ほど述べたように、70代では血圧の正常な人でも、50代の高血圧の人と同じくらい脳卒中になるわけですから、70代で高血圧を放っておくととんでもないことになってしまいそうです。

ところが、70代の正常血圧の人が5年間に脳卒中を起こす割合は3％ですが、上の血圧が160の人がそのまま5年間放っておいても脳卒中を起こす確率は10％です。

これは言い方を換えると、**70代で高血圧の人の90％は5年間では脳卒中を起こさない**ということです（図12参照）。

ということは、それよりリスクの低い**50代の高血圧の人では、95％以上は5年くらいでは脳卒中を起こさない**わけです。もっと若くて血圧も140くらいの人なら、脳卒中を起こさない確率はもっと高くなる計算になります。

このように、**血圧は年齢による影響を大きく受けます**。ところが、血圧検査の判定基準は、年代や性別は区分せず一律に決められています。そのことも正常と異常の境目をわかりにくくしている原因のひとつでしょう。

このように血圧の基準値はとてもあいまいなものですが、その余波をまともに受けるのが、正常・異常の境目にいる人たちです。

たとえば、血圧135の人は、基準値が147なら正常ですが、基準値が130だと異常になります。血圧は同じなのに、どちらの基準値で見るかで、治療の有無が変わってくるのですから悩みます。

ですが、このような基準値のわずかな変更に影響を受けるような人たちは、本当に異常かどうかはっきりしないようなレベルです。血圧測定をして**「血圧がちょっと高めですね」といわれても、世の中でいわれるほどには気にする必要はありません。**

これまで、血圧の治療の研究で１３０～１４０というレベルの人を対象にしたものは、私の知るかぎりありません。ですから、**１３０という基準は少なくとも治療効果を踏まえて決められたものではありません。**さまざまな社会の状況によってなんとなく決められたようなものです。

血圧の数値は、わずかな差で一喜一憂することはありません。境界線の人はあわてて薬を飲んだりしないで、しばらく様子を見ることです。

5人に1人は異常になる血液検査のカラクリ

正常・異常の境目を決めるのはむずかしい、という話はよくおわかりいただいたと思います。では、基準となる値（あたい）は、現実にはどのようにして決められていくのでしょう。

健診で血液検査をすると、いくつかある項目のうちの何かに引っかかって「病院で再検査を受けてください」といわれた経験のある方はたくさんいると思います。

じつは、**5項目の血液検査を受けると、だいたい5人に1人は引っかかることになっています。**

「そんなバカな！」という声が聞こえてきそうですね。そのカラクリをご説明しましょう。

血液検査では多くの場合、基準値を決める方法として「パーセンタイル」が採用されます。100分のいくつをあらわす「パーセント」とは異なります。パーセンタイルによる正常・異常の区別とは、データを順番に並べて、真ん中部分の95％を正常にするという考え方です。つまり、必ず両端部分の5％は異常が出るわけです。

ということは、正常な人が血液検査を1項目受けると、20人に1人は異常値になる計算になります。10項目受けると1つも異常の出ない人は10人中6人のみ、平均して4人はなんらかの異常が出ることになります。

「会社の健診を受けると、毎年のように引っかかる」という人がいますが、健康であってもさもありなんといえるでしょう。

正常・異常の決め方は６通りもある

このパーセンタイルを含めて、正常・異常の決め方は、次の６つに整理できるといわれています。

【正常・異常の決め方】
①パーセンタイルを用いる方法
②正規分布と標準偏差を用いる方法
③リスク（危険因子）を用いる方法
④治療の研究結果にもとづく方法
⑤診断の確定にもとづく方法
⑥文化的な嗜好（しこう）にもとづく方法

残りの②〜⑥の方法について簡単に見ていきましょう。「正常・異常」は絶対的なもの

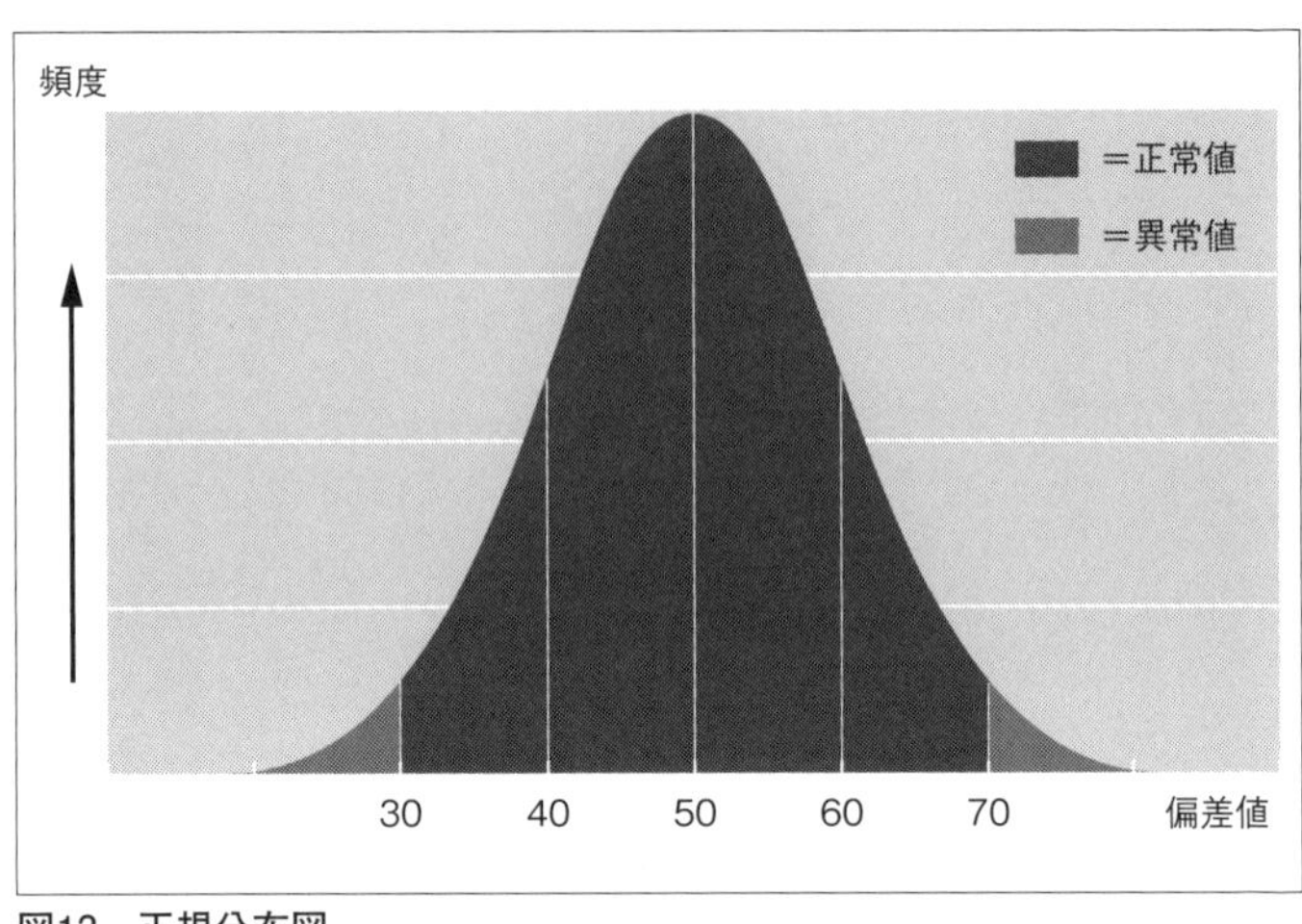

図13　正規分布図

ではなく、いろいろな決め方があるあいまいなものだということをお伝えする話ですので、わかりにくければ、飛ばして先に進んでいただいて結構です。

②正規分布と標準偏差を用いる方法

「正規分布（データのとんがり型の分布）とその標準偏差（データのばらつきの指標）」を用いた定義です。正規分布にもとづいて、＋－2標準偏差を正常としようというような考え方で、代表的なものは偏差値。そう、「偏差値教育の弊害（へいがい）」などとよくやり玉にあげられる、あの偏差値です。

偏差値50が平均値で、偏差値40と60は分布の標準偏差分離れている、偏差値30と70は標準偏差の2倍平均から離れている。そこで2倍以上離れているものを異常としようというようなやり方です。

たとえば、身長とか体重、血液検査のかなりの部分は正規分布して、すそ野が広がったとんがり型のグラフになります。その端の標準偏差の２倍を超えるものを異常とするわけです（図13参照）。

③リスク（危険因子）を用いる方法

「リスク」つまり「危険因子」という考え方を使って、基準値をどこかに設定する際に、その値未満の人に比べて、その値以上の人が脳卒中になる危険が数倍高いところを基準値にしようというやり方です。

「2倍以上を危険とする」「3倍以上を危険とする」などとするわけですが、何倍くらいを境目にするかは適当に決めるしかありません。

じつは、高血圧やコレステロールの基準はこの考えにもとづいています。たとえば、血圧値は１４０の人に対して１６０の人は2倍危険だからとか、総コレステロールは２２０未満の人に対して２２０以上の人は１・５倍危険だからというように基準値を決めるわけです。

ところが、1・5倍といっても実際には合併症発生率が低く、0・1%と0・15%というわずかな差だったりします。

また、危険度というのは、本来なら「絶対危険」（例：100人のうち5年以内に何%が心筋梗塞になるか）と「相対危険」（例：1%が1・5%に増えると1・5倍になる）とを総合的に見て判断しなくてはいけません。なぜなら、若ければ若いほど絶対危険は小さく、逆に相対危険は大きくなりますし、反対に、高齢者になると絶対危険は大きいけれど相対危険は小さくなるからです。

ところが、相対危険を重視するこのリスク方式では、たとえば、閉経前の女性はコレステロール値が高くてもほとんど心筋梗塞を起こさないにもかかわらず、低い人に比べて何倍危険と判断されるため、薬を飲むことになるケースもよくあります。

何倍危険という相対危険ばかりを気にすると、**あまり病気にならないような若い人が病気を心配したり、どうやっても病気になってしまうようなお年寄りが一生懸命に予防をしたりという、合理的でない状況が生まれやすい**のです。

④治療の研究結果にもとづく方法

たとえば、血圧１６０以上の人に薬を投与して血圧を下げたら、脳卒中が減ったという研究があり、１４０〜１６０の人の研究がないのであれば、とりあえず研究データのある１６０以上を高血圧と設定して治療をするというやり方です。

治療効果が判明しているレベルだけで判断するわけで、治療をどうするかの基準はこれがいちばん合理的な考え方だと思います。

⑤診断の確定にもとづく方法

④と似ていますが「診断の確定」にもとづく考え方です。たとえば、インフルエンザの場合、先述したように検査は偽陰性と出ることも多く、確実ではありませんが、１００％インフルエンザと判断できるまで検査をくり返すようなことはしません。**30％でもインフルエンザの可能性があれば、流行を防ぐ意味でもインフルエンザと考えて対処します。**

一方、がんの場合には「がんの可能性は60％くらいですね」などと中途半端なままにしておくわけにはいきませんから、「１００％がんです」というところまできっちりと診断をつけないといけません。しかし、がん検査といえども１００％確実ではありませんから、

「ほぼ間違いない」というところまで検査をして、「がん」と診断するわけです。

つまり、薬の副作用など治療に大きな害がともなうとか治療にコストがかかるような場合には、より厳しく異常を異常としてクローズアップさせる必要がありますし、放っておいても自然に治るような場合には、白・黒をはっきりつける必要性があまりありません。

このように、診断の必要性によって、正常・異常を決めていこうというやり方です。ですから、診断がついたといっても、それはゼロかイチかではっきりするものではなく、あいまいなものなのです。

⑥文化的な嗜好にもとづく方法

「文化的な嗜好」、いい換えれば「カルチャー」にもとづくものです。たとえば、日本では「太っている人はやせたほうがいい」「やせのほうがより正常である」とされる傾向があります。肥満度を示すＢＭＩ（Body Mass Index）指数で見ても、日本ではＢＭＩ25以上は肥満に分類され、メタボ健診では「やせるように」とうながされたりします。

ところが、**死亡率がもっとも低いのはＢＭＩ25くらいで、反対に、死亡率がもっとも高いのは、やせ型に分類されるＢＭＩ19未満**なのです。

先の危険因子という考えにもとづくなら、むしろ「ちょいデブ」くらいの人のほうが死亡のリスクは低く、「よい（＝正常）」とされるはずですが、実際には、死亡リスクの高くなるやせ型のほうが、「よい（＝正常）」とされているわけです。

高血圧でいえば、国が豊かになると、血圧がより低くリスクのさほど高くない人でも保険で高血圧と認めて治療できるようになります。これも文化的な基準のひとつでしょう。

実のところ、正常・異常というのは、多くの場合、⑥のカルチャーで決まっています。本来なら、ここで説明した６つの方法をよく整理し、組み込んで、全体として科学的に分析して決めなくてはいけないのですが、残念ながら、そのようにはなっていません。

このように正常・異常を決めるいろいろな考え方を見ることで、**正常・異常の境目を決める絶対的な方法などない**こと、**むしろ、そのときの社会の流れなどその場その場の価値観で決められている**ことがわかっていただけたと思います。

第3章

デメリットの多い「健診・検診」

「住民健診」は健康維持に役立っているのか？

前の章で血圧を通して、基準値の決め方には大きな疑問のあることを見てきました。これは、血糖やコレステロールなどでもいえることです。はっきりした研究データがないまま、「なんとなくこのあたり」で決められています。

ですから、**「この基準値を1単位でも超えたら異常で、1単位でも下回れば正常」など と受け取る必要はない。そんな厳密なものではない**のです。

「それじゃあ、健康だけど基準値すれすれの人が多く受ける健診なんて、あてにならないんじゃやないの？」

そんな疑問をもつ方も多いのではないでしょうか。そこで、一般的な住民健診（自治体などがおこなう簡略な健康診断）が、どれほど受診者の健康の改善・促進に役立っているかを検討した研究結果をご紹介しましょう。

この研究は、1963年から1992年までに発表された9つのランダム化比較試験を統合したメタ分析という質の高い手法でおこなわれています。なお、健診の方法はさまざまで、血圧、コレステロール、肥満度の評価はほぼすべての研究でおこなわれていますが、血液検査の項目は研究によって異なっています。また、がん検診を含むものと含まないものとがあります。それらを一緒に考えていいのかという問題はありますが、十分に参考にはなると思います。

さて、平均９年間の追跡の結果、健診を受けなかった群で１００の死亡が発生したのに対し、健診を受けた群でも99の死亡が発生しており、寿命に対する効果は示されていません。

また、「95％信頼区間」（１００回研究をおこなうと95回がこの範囲に入る）という結果の正確性の幅を示す指標でも、健診を受けると１００の死亡が95まで減るかもしれないし、１０３まで増えるかもしれないという結果です。

要するに、**住民健診の効果があるのかどうかはよくわからない**ということです。脳卒中、心筋梗塞、心不全による死亡、さらにはがんによる死亡についても同様な結果です。

このように、健診の有効性についてはいまだに明確になっていません。**「おそらく有効だろう」という予測にもとづいておこなわれている**のです。

一般的な住民健診は、検査の正常と異常の境目が明確でないばかりか、境目付近では有効な治療法があるかどうかも示されておらず、先の「健診・検診を実施するためのふたつの必要条件」を満たしていないということです。

この研究結果にはさまざまな問題点もあります。そのなかには、研究がおこなわれた時期が古く、現在にはあてはまらないという批判もあります。しかし、血圧を健診の場以外では測れなかった時代と、健診にかぎらずどこでも簡単に測れる時代と、どちらで健診の効果が大きいかは、考えるまでもありません。

そういう健診の意義の大きかった時代でも効果はあいまいだったのですから、健診以外でも血圧や血糖値が容易に測れる現在では、健診の効果はさらに小さいといえるでしょう。

糖尿病を気にして健診を受ける必要はない

一般的な健診の効果は、「寿命を延ばす」というレベルでは明らかになっていないのが実情です。糖尿病にスポットをあててみると、さらによくわかります。

糖尿病は寿命を10年短くするといわれており、日本人の10人に1人がかかっています。

したがって、健診で糖尿病を早期に発見して（糖尿病の危険性は血糖値や血液検査など健康診断の数値から判断できます）治療すれば、相当な健康効果が期待できるのではという前提で研究がおこなわれ、２０１２年にその結果が発表されました。

この研究はランダム化比較試験という質の高い方法でおこなわれたもので、２万人以上の糖尿病になる危険が高い平均58歳の人たちを対象に、健診を受けた１万６０００人と、健診を受けない４０００人とに分け、それぞれ約10年間追跡しています。

そうしてふたつのグループの死亡率を比較したところ、健診を受けるグループで９・５％、受けないグループで９・１％と、**健診を受けるグループでむしろ死亡率が高い傾向にあった**という驚くべき結果が出たのです。

この結果にはさまざまな批判もあります。たとえば、糖尿病ではない人が対象なので、10年間で寿命にそれほど差がつくとは思えないということです。

また、糖尿病に関連する脳卒中や心筋梗塞による死亡率はどうなのかという疑問もあります。しかし、これに関しても、**少なくとも健診を受けたグループで減るという結果は示されていません**。

さらに、健診は受けていなくても、糖尿病であれば別の機会に血液検査や尿検査をしたときに「糖尿病」と診断されるので、血糖値を測ったり尿糖を調べたりすること自体に意味がないとはいえないのではないか、という批判もあります。

たしかにそのとおりです。しかし、それこそが、わざわざ「健診」という機会を設ける必要はないということではないでしょうか。

いずれにしても、この研究結果からは、**糖尿病の早期発見・早期治療の効果は、寿命に対して期待されるほど大きくはない、**ということが明らかです。もちろん糖尿病が心配な人は、血糖値を測ってもらえばいいのですが、あえて糖尿病を調べるため健診を受ける必要はないといえるでしょう。

最近は、薬局などでも血糖値測定をすることができるようになっています。糖尿病が気になる人は、わざわざ健診を受けなくても、こういう機会を利用して、ときどき血糖検査をすれば十分間に合います。

「健診が医療費削減につながる」は本当か?

健診を毎年受けることが当たり前になっている人には、自分自身が病気になると困るというだけでなく、自分が病気になって家族や社会に迷惑をかけるといけないから、と考える方も多いと思います。その「迷惑」のなかには医療費の問題も含まれているでしょう。

先に説明したように、健診・検診には「任意型」と「対策型」とがあります。自費で受ける任意型なら、いくら受けようと個人の自由です。ですが、公費を投入する対策型は、投入する費用に見合う効果が必要です。

そもそも、国が健診事業をすすめてきたのは、「健診をして病気を未然に防ぐことができれば、それだけ医療費を削減できる」という意図もあってのことです。

しかし、これまで見てきたように、血圧測定や血液検査、検尿をするような一般的な健診は、投入するコストに見合う効果はおろか、そもそも受診者に利益があるかどうかもよくわかりません。

健診は、効果がないとはいえないけれど、あるともいえない。

これが現状です。そうした有効性がはっきりしないものに対して、多くの公費が投入されているのです。

また、第1章でお話ししたように、生涯医療費の約半分は70歳以降にかかっています。健診を受けて病気を未然に防ぎ**若い頃には医療費を使わなかったとしても、長生きをすれば**最晩年には〝不健康寿命〟の時期がくる。**結局は病気になって医療費を使うことになる**

のです。

つまり、健診は仮に病気の予防効果があるとしても、**医療費がかかるタイミングを先送りしているだけ**です。

こうしてみると、対策型の健診を毎年受けることで医療費が削減でき、家族や社会の負担を減らすことにつながっているかは、大いに疑問だといわざるをえません。

メタボ基準「腹囲85センチ以上」は根拠なし

「メタボ健診」は医療費の削減を念頭に、２００８年から新たにスタートした健診（特定健康診査）です。糖尿病や高血圧症、脂質異常症などのいわゆる生活習慣病が国民医療費の約３割を占め、死亡原因でも約６割を占めることから、生活習慣病の発症リスクが高く、発症の前段階とされるメタボリックシンドローム（内臓脂肪症候群）、通称「メタボ」の該当者や予備軍の人を見つけ出し、生活習慣の改善に向けた指導をおこなおうというのが狙いのようです。

ところが、この**メタボ健診の有効性が、非常に疑問なのです。**

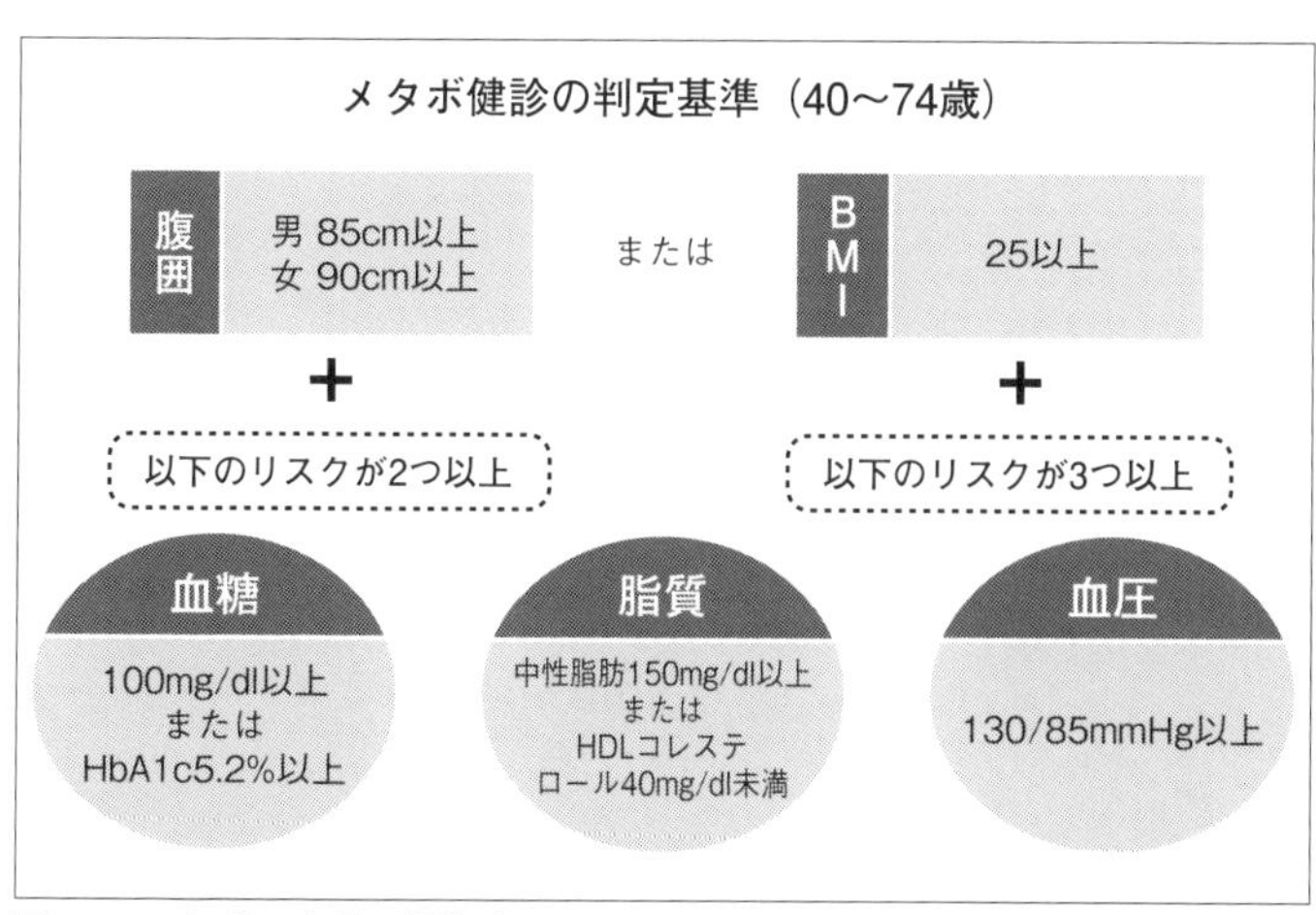

図14　メタボの定義は根拠なし

まず、メタボかどうかの定義ですが、Ⓐ腹囲（男性85センチ以上、女性90センチ以上）、またはⒷBMI（25以上）の基準を満たしたうえで、なおかつ、①血糖値（空腹時血糖値100㎎／dl〔ミリグラム・パー・デシリットル〕以上またはHbA1c〔ヘモグロビン・エイワンシー〕5・2％以上）、②脂質（中性脂肪150㎎／dl以上またはHDLコレステロール40㎎／dl未満）、③血圧（収縮期血圧130㎜Hg以上または拡張期血圧85㎜Hg以上）のうち、Ⓐで2つ以上、Ⓑで3つ以上の基準を満たした人が「メタボ」と判定されます（図14参照）。

つまり、腹囲の基準にもっとも重きが置かれ、血圧やコレステロール値は副次項目となっています。

ところが、**男性85センチ、女性90センチという腹囲の基準値には、科学的な根拠はまったくありません。**たしかに、お腹のなかにたまる内臓脂肪が、健康に悪いという基礎データはたくさんあります。ですが、どのくらい内臓脂肪がたまると悪影響を及ぼすかというデータはありません。

この基準値は、CT検査によっておへその高さで測定した内臓脂肪の面積100平方センチが、だいたい男性の腹囲85センチに相当することから決められました。**お腹に100平方センチの内臓脂肪がついていると、どれだけ体に影響があるのかはきちんと検討されないまま採用されたの**です。まして、**女性の90センチというのは、まったく意味不明**です。

さらに、男女ともに体格全体を考慮することなく、身長が高い人も低い人も同じ基準であるというのも、大雑把(おおざっぱ)にすぎます。

じつは、メタボ健診のスタート後に、腹囲の基準値に関する研究がおこなわれています。日本人の生活習慣病のリスクを評価した代表的な研究である久山町(ひさやままち)（福岡県）研究です。

メタボの基準値になっている男性85センチ、女性90センチに加え、男性90センチ、女性80センチという基準、さらには国際的にもっともよく使われる男性102センチ、女性88

センチという３つの基準で、脳梗塞のリスクを評価したものです。

すると、腹囲と脳梗塞のリスクとに関連が認められたのは、男性90センチ、女性80センチという基準で比較した場合のみであったという結果が報告されています。**現状の基準では脳梗塞との関連は認められなかった**のです。

この研究結果は、メタボ健診がはじまった2年後の２０１０年に示されたものです。次に基準値を見直す際には、ぜひとも考慮すべき結果だと思います。

また、これまでの研究によって、血圧やコレステロールが生活習慣病のリスクになることもはっきりしています。本来なら、腹囲よりこちらの基準が重要視されるべきであり、その点もあわせて、早急に見直しを検討すべきでしょう。

このように、**メタボ健診については、基準値があいまいどころか、いい加減としかいいようのない状況**です。このような健診をおこなうのは、医療費削減どころか、無駄遣いにつながりかねません。

なお、メタボ健診の対象年齢は40～74歳ですが、高齢になればなるほど受診するメリットは少ないでしょう。

甲状腺がん・前立腺がん検診は受けないほうがいい

ここまで「健診」について検証してきたので、今度は「検診」について見ていきましょう。

「検診」の代表格といえば、やはり「がん検診」でしょう。おそらく、がんほど「早期発見・早期治療」の重要性を信じられている病もないと思います。

ところが、じつは、がんにはあまり早く見つけてしまうと、むしろ不幸な結果を招いてしまうものがあります。**「甲状腺がん」**と**「前立腺がん」**です。ケースによっては**「乳がん」**も含まれます。

これら3つのがんには共通点があります。それは、平均的には進行が非常に遅いこと。**いずれも、検査によって早期の段階で見つかったがんが、組織の深くまで進行し、さらに転移をして死にいたるまでに、平均数十年ほどかかります。**

たとえば、65歳で甲状腺に早期がんが見つかったとしましょう。それが進行して生死にかかわってくるようになるのは、だいたい95歳くらいです。ということは、それまでにがんではない別の病気、たとえば脳卒中とか心筋梗塞になり、それがもとで亡くなってしまうかもしれません。

あるいは、その人本来の寿命のほうが先に訪れるかもしれません。平均寿命からすると、むしろその可能性のほうが大きいでしょう。**本当の寿命のほうが短いのなら、検診でがんを見つけて治療をするのは無駄だといわざるをえません。**

また、進行の遅い前立腺がんは、別の原因で亡くなって死後に病理解剖を受けた男性患者の２割以上から発見されるという報告があります。つまり、**がんに気づかないまま放っておいても、生死には関係しないことがよくある**ということです。

アメリカの「米国老年医学会」や「米国家庭医学会」などでは、**「前立腺がんの検診はおこなうべきではない」**と指摘をしています。

もしも65歳で「早期がんが見つかりました」と告げられたときに、「生死に関わらない可能性が高いから、治療はしない」ときっぱりと決断できる人は、はたして、どれほどいるでしょうか。むしろ、「それは大変だ。すぐに治療をしなくては」と思うのが、多くの人の心情ではないでしょうか。

しかし、がん治療には大きな副作用の問題がありますし、治療費もかさみます。

本当なら必要ないかもしれない治療に大金をかけ、副作用に苦しみ、「いつかは進行がんになってしまうかもしれない」とがんに怯えながら過ごす……。このような人生を送るのなら、いっそ検査などしないで、がんであることを知らずにいたほうがよほど幸せではないでしょうか。

がんの早期発見には、必ずこのような**「過剰診断」**の問題がつきまといます。過剰診断とは生命を脅かさないがんを発見すること。つまり、**「がんがある」という診断そのものは正しいものの、そのがんは治療をしてもあまり意味がなく、むしろ見つけないほうがよかったということが、しばしば起こりうる**のです。

がんの検査法には、血液検査（腫瘍マーカー）、エコー（超音波）検査、CT（コンピューター断層撮影）、MRI（磁気共鳴画像）、PET（陽電子放出断層撮影）、内視鏡検査、病理検査などいろいろあり、さらに、進化をしています。

以前なら見逃されたような小さながんや、がんの前段状態（上皮内新生物）のようなものも、たくさん発見されるようになりました。ですが、それが、人々の幸せにつながっているとはいいがたい状況です。

あまりに早期のがんは、むしろ見逃したほうがいいことも多い。

このことは、年齢を問わず、がん検診を考えるうえで、きわめて重要なことです。

乳がん、大腸がん検診の効果のほどは？

がん検診については、ほかにも問題があります。**コストと偽陽性・偽陰性の問題**です。

検診には任意型と対策型があるのは、すでにお話ししたとおりです。対策型でおこなう検診の場合には、コストを抑える必要があります。そのため、より安価で簡便な方法で、なおかつ見落としを少なくするために、疑わしい人をなるべく広くすくいあげるという戦略をとります。

その結果、たとえば**がん検診の場合には、本当はがんではない多くの人たちが、がんの疑いをかけられることになります。**

「がんの疑いがあるので精密検査が必要」と告げられた人は、「がんかもしれない」という不安な気持ちを抱えこむことになります。そのうえ、医療保険を使い、自己負担もしたうえで、高額で苦痛をともなう精密検査を受けなくてはなりません。

もちろん、精密検査の結果、問題がなければ、それで得られる安心も大きいでしょう。

ですが、「がんだったらどうしよう」と思い悩んだ数日間は、本当なら経験する必要のない不幸な時間です。

こうした一方で、がんであるにもかかわらず、結果が陰性と出てしまう偽陰性の問題も起こります。偽陽性に比べればはるかに少ないのですが、それでも見逃しを避けることはできません。**検査で１００％の安心を買うことはできない**のです。

現在、対策型でおこなわれているがん検診には、

- 胃がん（胃X線検査）
- 大腸がん（便潜血検査）
- 肺がん（胸部X線検査、必要に応じて喀痰細胞診併用）
- 乳がん（マンモグラフィーと視触診の併用）
- 子宮頸がん（細胞診）

の5つがあります。

このうち、検診によってがんの死亡率が少なくなるというランダム化比較試験による質の高いデータがあるのは、大腸がんと乳がん、子宮頸がんだけです。

とはいえ、たとえば**乳がんの場合、**マンモグラフィーによる検診を受けないグループで

は、13年間の乳がん死亡が０・４３％に対し、検診を受けたグループでは０・３６％。その差は０・０７％。**検診によって乳がん死亡率は０・０７％減ります**。質の高い研究に限ると、検診を受けないグループは０・３３％、検診を受けたグループは０・３４％。０・０１％ですが、検診を受けたほうがむしろ死亡率が高くなっています。

同様に**大腸がんでは、**10年から20年間で１％の大腸がん死亡率が、便潜血による検診により０・８６％に減るという結果です。**その差は０・１４％**です。

子宮頸がんでは、約10年間の子宮頸がんによる死亡率は、検診を受けないグループで０・２５８％、検診を受けたグループで０・２１５％。**その差は０・０４３％**となっています。

効果が認められたといっても、この程度なのです。しかも、いずれの検診も、偽陽性・偽陰性の問題をまぬかれることはできません。

乳がん検診については、３割は過剰診断だという有名な研究論文があります。つまり、検診で見つかった早期乳がんには、治療をしなくてももともと進行することのなかったものや、30代で見つけて治療をしても50代になってから見つけて治療をしても結果は変わらないほど進行の遅いものなどが、３割程度あるということです。

後者の場合、妊娠・出産や子育ての時期と治療とが重なることの多い30代に、あえて乳房切除や放射線治療などを受ける必要はなかったということです。

乳がん検診は、近年、著名な方がつづけて乳がんになったことから、「早期発見のために検診を受けましょう」と盛んにいわれています。

たしかに、先の論文によると欧米で１９８０年代に**マンモグラフィーの検診が導入されてから、**早期乳がんの発見は２・５〜３倍に増えています。ところが、乳がんによる死亡率自体はまったく減っていません。

このことが意味するのは、**結果を変えないようなごく早期のがんが見つかるようになっただけで、死につながるような進行がんを救うことにはあまり役立っていない**ということです。検診に意味があるかは、なんとも微妙です。

対策型の大腸がん検診では、便に血が混じるかどうかを調べる「便潜血検査」がおこなわれます。この検査では、**早期大腸がんの30%、進行がんの10%が見逃される**ことがわかっています。「それならもっと基準を厳しくすればいい」と考える方もいるかもしれませんが、そうすると、偽陽性、つまり間違いがより増えることになってしまいます。

検査というのは、「見落としも間違いもない」というのが理想ですが、そのようなものはありません。とくに、対策型でおこなうがん検診の場合は、正確性を多少犠牲にしても、多くの人に対して安価で簡便におこなえることが優先されます。

このように、対策型のがん検診では、有効といわれる乳がん検診や大腸がん検診ですら、本当の効果はこの程度です。**有効だからといって、毎年それを受けなくてはいけないということはありません。**

「がんは早期発見・早期治療」のデメリット

がんは早く見つけすぎないほうがいい理由には、さらに、もうひとつあります。

それは、**ごく早期の小さながんの一部は、私たちの体に備わっている自然治癒の働きによって消滅してしまう**ことです。

がんはいったん出現すると、進行する一方だと思われがちですが、そうとはかぎりません。がんは、もともと正常な細胞の遺伝子に多数のキズがついてがん細胞となり、それがどんどん分裂をくり返して大きな塊になることでできます。

遺伝子にキズのついたがん細胞は、体からの命令を無視して異常増殖しますが、その一方で、遺伝子のキズを修復したり、がん細胞にアポトーシス（自死）を誘導したりするメカニズムのあることも明らかにされています。

また、組織の深くまで進行しているがんを、何の治療もしないまま放置していたにもかかわらず、消失したという報告もあります。じつは、私自身、末期と診断された進行がんの患者さんの腫瘍がほとんど消失してしまったのを、目の当たりにしたことがあります。

日本のがん検診の歴史においても、がんの自然治癒に関する有名な実例があります。日本では、１９８４年から、神経芽細胞腫という小児がんの検診が、すべての６ヵ月の乳児に対しておこなわれていました。ところが、この検診が進むにつれてふたつのことが判明しました。

ひとつは、発見数は10倍になり、それに対して治療をおこなったにもかかわらず、進行した神経芽細胞腫の数は検診前とほとんど変わらなかったこと。もうひとつは、検診で見つかった神経芽細胞腫については大幅に死亡率が低くなったものの、１歳過ぎの神経芽細胞腫による死亡率に大きな変化はなかったことです。

検診をしなかった時代の１歳過ぎの神経芽細胞腫による死亡率も、検診・治療をはじめてからの死亡率も大差がなかったわけです。

この理由について、神経芽細胞腫はもともと自然治癒するとの報告があり、その割合がかなり高かったという説が有力です。

つまり、**検診で見つかる神経芽細胞腫の大部分は自然治癒するものであったにもかかわらず、過剰な医療を提供していただけ**の可能性が高いということです。この結果を受けて、神経芽細胞腫に対する検診は２００４年以降に中止されました。

この神経芽細胞腫のように、ごく早期に発見されたがんは、自然に治癒してしまうものがあることを否定できません。

より精度の高い最新の検査法で、より早期にがんを見つけることは、**勝手に治ってしまうような小さながんに、よけいな医療を提供しているだけ**というデメリットを大きくします。がんの場合、手術や抗がん剤治療などで体力を奪われるデメリットも無視できません。

このように、検査においては、**早期発見のメリットだけでなく、過剰診断などデメリットの可能性についても考える必要がある**のです。

進行の早いがんは検診では見つかりにくい

ここまで「早期発見・早期治療」が必ずしもいいとはかぎらない、というお話をしてきました。それでも、「検診でがんが見つかり、早期治療をしたおかげで助かった人を知っている」という人もいるでしょう。

たしかに、検診で早期にがんが見つかって治療をした人は、進行がんになってから見つかった人より生存率が高い、というのは事実です。ですが、ここにも、ちょっとしたカラクリがあります。

症状が発現してから平均5年で亡くなってしまうがんを例に考えてみましょう。

このがんの存在が、進行がんになる3年前に検診によって見つけられたとします。すると、進行がんになってから死ぬまでの期間は5年と変わらなくても、**3年早く見つかった分だけ、生存期間は長くなったように感じます。**

「あの人は検診を受けていなかったので、がんになって5年で死んでしまったけれども、あの人は検診で早く見つかったから8年も生きたのよ」

	相対危険	95%信頼区間
死亡	1.00	0.95 ~ 1.04
乳がん以外のがん死	2.42	1.00 ~ 5.85

図 15　乳がん検診で「乳がん以外のがん死」が増える

出典：Cochrane Database Syst Rev. 2013 Issue 6. CD001877.

というような話をよく聞きますが、その3年の差は症状が出るまでの期間分であって、がんによる実際の影響には差がなかったのかもしれないのです。

また、がんには、あっという間に進行してしまう悪性度の高いものと、進行のゆっくりしたものとがあります。がん検診は1年ごとにおこなわれることが多いため、発現してから1年もたたずに亡くなってしまうような**進行の早いがんは発見しにくく**、何年もかかってゆっくりと進行するがんは発見しやすくなります。

ということは、**検診でがんの見つかった人は進行の遅いがんである割合が高く、その分、生存率も高くなります。**

さらに、定期的にがん検診を受けるような人たちは、日頃からいろいろと健康に気をつけていて、もともと健康である可能性が高く、それに対して、がん検診を受けないような人たちは、糖尿病や高血圧などほかの病気をもっている可能性もあり、そうしたことも生存率に影響を与えています。

このように、**がん検診でがんを見つけることで寿命がどれほど長くなるかは、**本当のところはっきりしません。それをはっきりさせるためには、ランダム化比較試験が必要ですし、害の問題も重要です。

乳がん検診にどれくらい効果があるかを調べたランダム化比較試験のメタ分析を見てみると、検診で乳がんが見つかった人は、検診以外で乳がんの見つかった人より、乳がん以外のがんによる死亡が2・42倍も多いというデータがあります（図15参照）。

乳がん検診でがんが見つかった場合、早めに**抗がん剤や放射線治療がおこなわれたことによる副作用で、別のがんが増える危険がある**のです。

腫瘍マーカー、CT、PET検査のデメリット

次に、任意型の検査について考えてみましょう。

人間ドックのような健診も、PETのようながん検診も、任意型は基本的に自己負担ですから、本人の好きに受ければいいと思います。

ただ、どのような検査にもデメリットがあり、**お金を払って〝害〟を受けている**という

ことは、あらかじめ認識しておくべきです。

たとえば、たいていの検査は検査薬を体内に注入するために注射をするなど痛みをともなったり、放射線に被曝（ひばく）するなど身体的な負担が少なからずあります（このように検査や手術、薬の副作用などによって体に負担を与えることを、医学用語で「侵襲（しんしゅう）」といいます。医療行為には侵襲＝デメリットがつきものです）。

そして、任意型の検査といえども、メリットがほとんどないようなものもたくさんあることも知っておくべきでしょう。

たとえば、**腫瘍マーカーを検診に利用してがん死亡を減らしたという研究はありません。**これでは、本当に検査をする意味があるのかといいたくなってしまいます。

ＣＴは被曝量が大きいのも問題です。**ＣＴで頭部を撮影すると、1回で被曝量は1ミリシーベルトを上回ります。これは、人が1年間に浴びる放射線量の基準を超えています。**放射線に被曝するとがん細胞が発現する可能性のあることを考えると、安易にＣＴ検査を受けるのは、かえってがんのリスクを高めることにつながりかねません。

ＰＥＴはがん細胞に特殊な検査薬で目印をつけ、それをＰＥＴカメラで撮影する方法です。一度の検査で全身のがんが調べられることから重宝されますが、**ＰＥＴでは見つけに**

くいがん細胞というのがあり、万能ではありません。

比較的PETが得意ながんに大腸がんがありますが、**内視鏡検査のほうが確実**です。甲状腺がんもPETでよく見つかりますが、前項でお話ししたように、甲状腺がんはむしろ発見してはいけないがんです。

ちなみに、甲状腺がんについては、韓国に興味深いデータがあります。韓国では、甲状腺がんを対策型の検診として実施しています。ですが、甲状腺がんの罹患率は15倍にもなったのに、死亡率はまったく変わりません。

それも当然で、甲状腺がんは亡くなるまでに30年かかるため、検診によっていくら早期発見をしても、それによって死亡率に差が出るかどうかは、30年経たないとわからないのです。では30年経ってどうなるかというと、検査を受けた多くの人が別の原因で亡くなっていたという結果かもしれません。たとえば、50代で検診を受けた人の多くは、たいてい30年後には亡くなっているわけです。

そんなわけで、**韓国では甲状腺がんの検診の中止が検討されている**ようです。

たとえ任意型といえども、**甲状腺がんや前立腺がんの検診は、受けないほうがいい。少なくとも、高齢者は絶対受けないほうがいい。**これはさまざまなデータから明確であり、断言します。

現役世代の「健診・検診」の賢い受け方

ここまで「健診・検診」のメリット・デメリットについて見てきました。

「結局、健診や検診は受けたほうがいいの？　それとも受けないほうがいいの？　はっきりして！」

そのようにいいたくなるのもわかります。

健診にしろ検診にしろ、自分で全額を負担する任意型なら、コストや侵襲性などデメリットを考慮したうえで判断をすればいいと思います。

しかし、対策型の検診に関しては、公費を投入していることや、個人的にはリスクの少ない病気も含まれることを考慮すると、もう少し慎重になるべきだと思います。

現役世代で比較的健康な人なら、定期健診を律儀に毎年受ける必要はありません。**3〜5年に1回くらいの割合で健診を受け、血圧や血糖値を測って健康チェックをしておくと安心でしょう。**

また、もしもなにかの項目で異常値が出て「再検査を受けてください」といわれても、正常・異常の境界線を少し上回る程度なら、あわてることはありません。

その場合は、翌年もつづけて健診を受けて、数値を比較してみることをおすすめします。その結果、さらに数値が上がっているようであれば、その時点で医療機関を受診するなど次のアプローチをとればいいでしょう。

数値に変化がなかったり、下がっているようなら、次の健診までまた少し間をあけてもいいと思います。**定期健診の結果で注目すべきは、数値そのものより変化**です。

一方、対策型の**がん検診のうち、受ける意味があるといえるのは大腸がんと乳がん、子宮がん**です。このうち、大腸がんの便潜血検査に関しては、異常がなければ1年おきのペースでいいというデータがあります。

ちなみに、任意型で**大腸の内視鏡検査を受けるという場合は、一度受けてまったく異常がなければ、そのあと5〜10年くらいは放っておいてもほぼ大丈夫**といわれています。アメリカでは複数の医学会が「大腸がんの内視鏡検査は10年に1回で十分」との見解を示しています。ただし、ポリープが見つかってその場で取ったという場合には、3年に1回くらいのペースで受けておくといいと思います。

この項のお話は、まだ面倒を見るべき子どもや親がいるなど「自分ひとりの人生ではない」人が対象です。そういう責任のある立場では、検査によって早期発見・早期治療をすることで健康になる可能性がわずかであっても、それに懸けるという選択肢は重要でしょう。

65歳からは「健診・検診」を卒業

現役を退き、子どもは自立し親も見送って「あとは自分の好きに生きればいい」という年齢になると、「健診・検診」の重要性は一気に下がります。

たとえば、65歳になるまで一度も「血圧が高い」といわれたことのない人が、65歳を過ぎてはじめて高血圧になったとしましょう。

その人の脳卒中の発症率が高まるのは、だいたい70歳を過ぎてからです。そして、70代で高血圧の人が、治療をしないで5年間放っておいたとしても、脳卒中になるのは10％くらい。残りの90％はならないのです。

それを薬で治療するとどうなるかというと、脳卒中の発症率は10％から４％下がります。

つまり、薬を飲んでも6％は脳卒中になるわけです。

さらにいえば、血圧の正常な人であっても3％は脳卒中になります。

まとめると、**「70代で高血圧だと薬で治療しても6％は脳卒中になるが、薬を飲まずに放っておいても90％は脳卒中にならない」**ということです。

つまり、薬で治療してもしなくても、違いは4％。しかも、血圧が正常になっても6％は脳卒中になることを考えれば、大差はありません。「五十歩百歩」といいますが、脳卒中の治療に関しては「一歩二歩」の違いです。

70歳を過ぎると人はだれでも急激に死に向かっていくことを考えれば、65歳から高血圧の治療をすることにどれほどの意味があるでしょう。

「4％くらいの違いならまあいいか」と**治療をする意味がないと考えるのなら、検査もまた受ける意味がない**。そういい切ってもいいのではないでしょうか。

がんについても、高齢になるとがんが原因で亡くなるか、それとも本当の寿命のほうが早く訪れるか、という競争のようになります。

前立腺がんや甲状腺がんのように進行の遅いがんを65歳で見つけても、おそらく寿命のほうが短い。しかし、検査で見つかりやすいのは、そういう進行の遅いがんであって、進行の早いがんは見逃されてしまうことが多い。

このように、**65歳を過ぎるとがん検診を受けるメリットは、ほとんどなくなってしまうのです。**

ちなみに、**アメリカの医学会では、前立腺がんにかぎらず「平均余命10年以下の人にがん検診は不要」と断言しています。**

「それでも、まれには前立腺がんが早く進行することもあるでしょう」

このように考える人もいるかもしれませんが、高齢で前立腺がんになった場合、進行性である可能性は非常に小さい。80歳なら1対99くらいの確率で、寿命のほうが早くやってきます。私なら、進行の遅いほうに懸けて、けっして検査で調べたりはしません。

それに、もし進行がんであったとしても、日常生活に影響が出るようなレベルの症状から亡くなるまでの期間は数ヵ月程度で、短い人なら数日です。それこそ「ピンピンコロリ」に近い状態で、最期を迎えるわけです。

そう考えると、**ある日気づいたらいきなりがんの末期だったというのも、**高齢者にとってはそれほど不幸ではなく、**むしろ「ピンピンコロリ」の理想に近い幸せな状況**ともいえるのではないでしょうか。

これまで「健診・検診」のメリットばかりがとり上げられ、負の部分がとり上げられることはあまりなかったので、驚かれている方も多いと思います。ですが、「健診・検診」には益よりもむしろ害ばかりというものも珍しくありません。

検査のコストや体の負担、結果に対する不安、その先の治療による痛みや副作用などを考えると、「余命はあとどのくらい」というような年齢になってまで、症状もないのに検査を受ける必要はもうないでしょう。

検査を受けてもそのおかげで長生きできるとはかぎらず、かえって痛い目にあうだけかもしれません。無意味な検査にかけるお金があるなら、おいしいものを食べたほうが、よほど心身の健康にもいいでしょう。

65歳定年を過ぎたら、「健康欲」より「食欲」を優先させたほうが、きっと人生は豊かで楽しいものになるはずです。

第4章

薬を飲まなくても たいして変わらない

薬はできるだけ飲まないほうがいい

日本人には、病気というとすぐに薬を飲みたがる人が多いようです。たとえば、ちょっとクシャミが出ると、某製薬メーカーのコマーシャルのように、「早めに風邪（かぜ）薬を飲んでおこう」という具合です。まして、検査で血圧や血糖値が高いとなれば、なおさらでしょう。

いま、本書を読まれている方のなかにも、医師から処方された薬をなにかしら飲んでいるという人は少なくないと思います。そこで、

「もしあなたが65歳定年を過ぎてから治療をはじめているのなら、いま飲んでいる薬をすべてやめてもたいして寿命は変わりませんよ」

といったら、あなたはどう思いますか？

「なにをバカな！」という人はいても、「ああ、そうなんですね！」と納得して、すんなり飲むのをやめるという人はあまりいないでしょう。

ですが、この章を読み終わる頃には、「ちょっとやめてみようかな」と考える人も少な

からず出てくるはずです。

なぜなら、多くの人は「薬で病気が治る」と信じるからこそ薬を飲んでいると思いますが、第2章の検査と同じく、薬の効果もまたけっして万能ではないからです。

そもそも、**薬というのは、できるだけ飲まないほうがいいに決まっています。**薬には必ず副作用があるからです。**病気を治すために飲んでいる薬で別の病気になってしまったり、ときには命が脅(おびや)かされることもある**のです。

たとえば、数年前、抗インフルエンザ薬のタミフルに深刻な副作用があるのではないかと話題になったことがあります。当時、大きく報道されたので、ご記憶の方もいるかもしれません。

通常のインフルエンザは、薬を飲まないと発熱などの症状が消えるのに1週間ほどかかりますが、タミフルを服用すると回復するのが平均して約21時間早くなります。つまり、薬を飲まないと回復するのに7日間かかるところを、タミフルを飲むと6日間に短縮されるわけで、**タミフルには「1日早く治す」効果がある**わけです。

ところが、タミフルを服用した10代の患者さんたちに、奇声を発したり窓から飛び降りるなどの異常行動がみられ、タミフルの副作用ではないかと問題になったのです。

この因果関係については、いまもまだ決着がついていません。しかし、ふだんから健康であれば、**放っておいても治る病気に対して、効き目はわずかで深刻な副作用があるかもしれない薬をあえて使う必要はあるでしょうか。**

ここではタミフルをとり上げましたが、ほかの抗インフルエンザ薬であってもなにかしら副作用のあることは同じです。しかも、薬の効き目には個人差もあるので、飲んでいる抗インフルエンザ薬が必ずしも効くとはかぎりません。

このように、薬はとかく効き目ばかりを気にしがちですが、副作用や効果の不確実性も考えなくてはいけません。さらに、薬を使うことによるコスト、薬を飲むタイミングを気にしたり持ち歩いたりという手間などのデメリットを踏まえ、最終的には、「薬を飲むことが幸福につながるか」までを考慮して、薬を飲むかどうかを決めるべきです。

そうしたことを考えれば、最終的には、「薬を飲まない」ことを選ぶ人も少なからずいるはずです。

「病気＝薬を飲めば治る」という方程式ができあがっている人は、**「薬を飲まないで治す」という選択肢もあることを忘れないでください。**

「でも、高血圧や糖尿病の薬は一生やめられないでしょう」

多くの人がそのように考えますが、それも思い込みです。病気の進行状況や年齢にもよりますが、血圧や血糖が少ない薬でコントロールされていれば、それまでずっと**飲みつづけてきた血圧や血糖の薬をやめても案外、大丈夫なことも多い**のです。

◎薬はむやみに飲まないほうがいい
◎すでに飲んでいる薬も、減らせるものは減らしたほうがいいし、やめられるものはやめたほうがいい

本来、薬とはそういう存在だということを、まずしっかりと心に刻んでください。

意外と知られていない「薬を飲む本当の理由」

あらためて、あなたに質問です。

薬は何のために飲みますか？

「それは病気を治すために決まっているでしょう」

そのように答えた方は、ちょっと待ってください。たとえば、もし、あなたが高血圧で血圧を下げる薬を飲んでいるとしたら、それは高血圧を治すためだと思っていませんか？そこに大きな誤解があるのです。

降圧薬を飲むのは血圧を下げるためではありません。その先にある脳卒中や心疾患などの合併症を予防することが、薬の治療の目的です。ですから、極端な話、**血圧は下がらなくても、脳卒中や心疾患が予防できればいい**のです。

このことは、血圧にかぎらず、ほぼすべての病気についていえます。

糖尿病の場合は、血糖値を下げることが本来の治療の目的ではなく、その先の網膜症や腎症、脳卒中、心筋梗塞などの合併症を予防することが重要です。

高コレステロール血症なら、コレステロール値を下げるだけでなく、心筋梗塞を予防できるかどうかが肝心です。

がんの治療も、最終的には寿命を延ばす効果があるかどうかが大事なわけで、**いくら腫瘍が小さくなっても、抗がん剤の副作用で命を落としてしまったら、まったく意味がありません。**

「でも、脳卒中や心筋梗塞のリスクが高まる原因が高血圧や高血糖なら、薬で血圧や血糖値を下げれば、当然、合併症のリスクも低くなるはずでしょう」

そのように考える方は大勢いるでしょう。しかし、実際は、そう簡単ではありません。

たとえば、約40年前に血糖値を下げる薬が開発され、その薬で脳卒中や心筋梗塞をどれほど予防できるかを検討した研究がおこなわれました。その結果は、薬を飲んだグループのほうが薬を飲まないグループより、脳卒中や心筋梗塞の死亡率が高かったのです。

この研究によって、**血糖値が下がったからといって、薬の治療が有効だとはかぎらない**ということが明らかになりました。

また、20年以上前のコレステロールの薬（現在使われているスタチン以外の薬が大部分）についての研究でも、それまで心筋梗塞になったことがない人では心筋梗塞の予防効果は認められたものの、その後の寿命を見ると、薬を飲むグループのほうがかえって短くなっていたという結果が示されました。

このように、**薬が病気を治しているかどうかは、数値を見ただけではわからない**のです。

「それじゃあ、どうして数値を治療の指標にしているの？」

当然、そういう疑問がわきますね。数値を指標にするのは、合併症を起こす以前にはそうするしか、方法がないからです。

本来なら、薬の治療の効果は合併症を防ぐことができるかどうかで見ないといけませんが、合併症が起きてしまってからでは遅い。そこで、「真のアウトカム（成果）」「代用のアウトカム」という専門用語があるのですが、個人個人の効果の判定のためには**合併症という「真のアウトカム」の有無で見る代わりに、やむを得ず血圧や血糖値という「代用のアウトカム」で見る**わけです。

要するに、血圧や血糖値が下がったその先に合併症を予防できることを期待して、薬の研究・開発・治療がおこなわれているわけです。しかし、「代用のアウトカム」と「真のアウトカム」が直結していない、つまり、**薬で数値を下げることと合併症を防ぐこととは直結していないため、判断がむずかしい**のです。

前述したように、薬の研究開発の歴史ではそのことが明らかになっているのですが、1990年代の前半にもＣＡＳＴ試験（心室性不整脈抑制試験）という有名な臨床試験がおこなわれ、注目されました。

これは、もともと心筋梗塞後に不整脈を起こすと予後が悪く突然死が多い、ということがわかっていたので、抗不整脈薬を投与して不整脈を減らすと予後がどのくらいよくなるかを確かめるための研究でした。

ところが、不整脈の薬を投与して不整脈は6～7割抑えられたものの、不整脈薬を飲んだ人たちのほうが飲まない人たちよりも、はるかにたくさん亡くなってしまったため、試験は1年半で中止されてしまったのです。

これほど**数値の指標と、合併症の予防効果とにはギャップがあります。**ですから、**薬を飲んで数値が下がったからといって、「薬が効いてよかった」と安心してはいけません。**

くり返しますが、薬の治療効果というのは、数値をどれだけ下げられるかではなく、脳卒中や心疾患などの合併症を予防できて、最終的に、寿命を延ばせるかどうかという点で検討されなくてはならないのです。

「それでも医学は日進月歩だから、いまでは効く薬もたくさんできているんでしょう」

そのように信じたい気持ちはわかります。

はたして、いまの状況はどうなのでしょうか。

血圧を下げると、どれほど長生きできるのか

健康診断で引っかかる人の多い代表的な項目が**血圧、血糖、コレステロール**です。65歳

くらいになると、血圧やコレステロールなどなにかしら治療薬をひとつくらいは飲んでいても不思議ではありません。

そこで、血圧、血糖、コレステロールについて、それぞれの治療薬の効果がどれほどかを検討してみましょう。

まずは血圧から。現在、血圧については、副作用が少なく、脳卒中を予防することが認められている薬がたくさんあります。

「やはり効果のある薬があるじゃない」

そう考えるのは早すぎます。**考慮すべきは、その薬が「どれほど」の予防効果かということ**です。はじめにいっておくと、脳卒中を100%予防できるような薬はありません。

それでは、一般的に降圧薬はどれほどの効果があるのか。それを調べた研究結果があるのでご紹介しましょう。

これは高血圧に関する147のランダム化比較試験に参加した、のべ46万4000人の高血圧の患者さんに対する降圧薬の効果をまとめたものです。その結果は、上の血圧を10㎜Hg、下の血圧を5㎜Hg下げることにより、脳卒中の危険を100から59まで減らし、心筋梗塞の危険を100から78に減らすというものでした。

もう少しわかりやすく説明すると、たとえば、**上の血圧を１６０から１５０に下げると、脳卒中がだいたい半分くらいに減る**ということです。

これにより、脳卒中に関しては、治療効果は血圧の下げ幅に依存しており、血圧を下げた分に見合った予防効果が認められることがわかりました。また、心筋梗塞に関しては、下げ幅に見合うだけの減少が認められていないものの、予防効果はあるという結果も示されました。

以上は、一般的な高血圧患者さんに対する治療効果です。

いかがですか？　かなり効果があるような気がしますか？

それでは、次に、高齢の高血圧の患者さんにしぼって、降圧薬はどのくらい効果があるかを見てみましょう。

というのも、先ほどの研究には、30代、40代という若い世代の患者さんも多く含まれていますし、血圧が１６０の人もいれば、２００を超えている人もいます。若い人のデータをそのまま高齢者にあてはめられませんし、血圧が１６０の人と２００の人とでも効果は違います。

まず、第2章でふれた70代の高血圧の人に対する薬の治療効果について思い出してください。**70代で高血圧の人が降圧薬を飲むと、脳卒中の発症率は**5年間で10％から6％に、引き算すると4％下がります。つまり、**「5年間で4％」下がる**が、薬の効果が「どれほどか」に対する答えのひとつです。

それでは、より高齢の80歳以上ではどうでしょうか。

じつは、80歳以上の高血圧の人が、降圧薬を飲んでどのような効果があるかについては、つい最近わかったばかりです。

2008年に、80歳以上の高血圧の人を、血圧の薬を飲むグループと飲まないグループとに分けて、脳卒中がどれほど予防できるかを比較検討した研究結果が発表されました。

それによると、血圧が平均173／90・8㎜Hgの**80歳以上の高齢者のうち、血圧を下げる薬を飲んだグループでは、**飲まないグループに対して、上の血圧が15㎜Hg、下が6・1㎜Hgとそれぞれ低下し、**脳卒中が年率1・77％から1・24％まで少なくなる**という結果が示されています。

いかがですか？　先ほどの一般的な研究結果とは違って、「血圧の薬にはたいして効果があるとは思えない」という人も多いのではないでしょうか。

この数字は年率ですから、毎年この率で脳卒中になると仮定すれば、90代になる10年後には、17・７％から12・４％まで少なくなります。こうして見ると、少しは効果があるようにも見えますが、90代になると脳卒中でなくてもがんなど別の原因で半分くらいの人は亡くなることを思えば、効果があろうとなかろうと、もはや関係ないといえましょう。

この研究が発表されるまで、80歳以上の患者さんには、どれほど効果があるかわからないままに大量の降圧薬が投与されてきたのですから、いまから思うとひどい話です。

高齢者の医療の研究は、じつは現役世代ほどには進んでいないのが実状です。90代以上になると、ほとんど研究がなく効果はよくわかっていない、と思ったほうがいいのです。

数字のマジックにだまされるな！

今度は、角度を変えてこの結果を眺めてみましょう。

この研究の対象となっているのは上の血圧が平均１７３㎜Hgという人たちです。そのうち薬を飲んでいないグループの人たちで、１年後に脳卒中になったのは２％以下。つまり、**血圧が１７０あるのに薬を飲まずに放っておいても、そうそう脳卒中になるわけではない**ということです。

もちろん、薬を飲まないグループといっても、塩分を減らしたりしていますから、研究が終わる時点で170のままというわけではありません。ですが、たまたま測った血圧が170だからといって、すぐに心配する必要はないということは明らかでしょう。

そこで、脳卒中を起こしていない率で見てみましょう。**薬を飲むグループでは1年後に98・76%、飲まないグループでも98・23%は脳卒中を起こしていません。このふたつの数字を比べてみるとほとんど同じです。**

もしも、この論文の結果が脳卒中にならない人の数字だけで示されていたら、多くの人はおそらく**「血圧の薬にはさほど効果がない」「飲んでも飲まなくても同じ」**と思うでしょう。

さらに、別の視点からも考えてみましょう。

この研究では、参加者を平均1・8年間、最長6年半にわたって追跡し、脳卒中がどのくらい起きるかを調査しています。その結果は、治療後1年ではふたつのグループに大きな差はなく、**4年経つと薬を飲まないグループでは約7%、飲むグループでは5%が、それぞれ脳卒中になっていました。**

この結果から、脳卒中は「どれほど」少なくなっているといえるでしょう？「絶対危

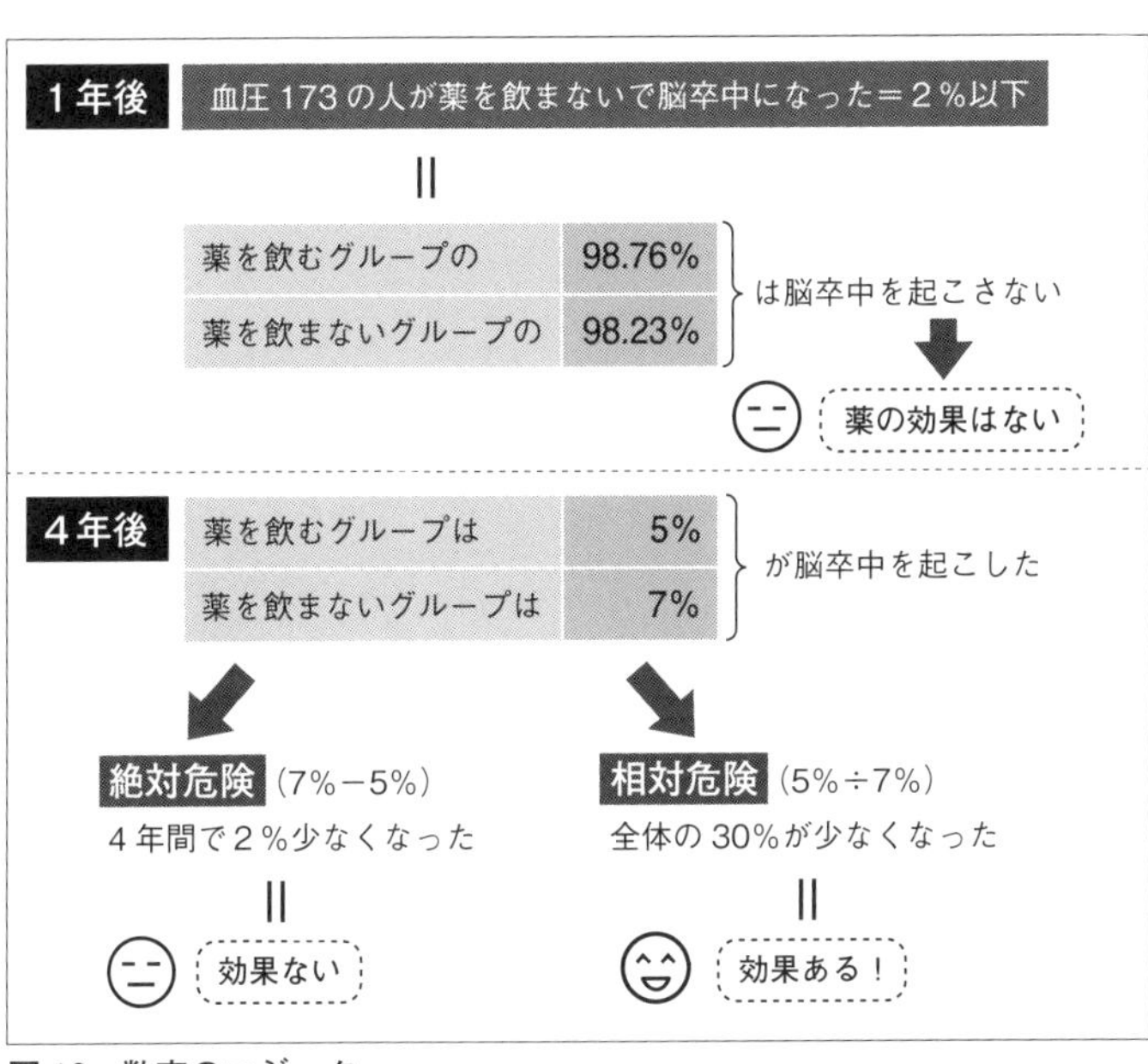

図16　数字のマジック

険」と「相対危険」というふたつの指標を使って検討してみます。

まず、ふたつの数字を引き算する**「絶対危険」では、**7％引く5％で2％少なくなるという結果です。つまり、脳卒中は血圧の薬によって**「4年間で2％少なくなった」**というのが、「どれほど」についてのひとつめの答えです。これを聞いて、「血圧の薬は効果がある」と感じる人はどれほどでしょう？

今度はふたつの数字を割る**「相対危険」で見ると、**5％割る7％で約0・7ということになります。

これは薬を飲まない場合の脳卒中の危険を1としたときに、治療をするとその危険が0・7に減るということで、100の脳卒中が70に減るともいえます。

このとき、減った分に注目すると100のうち30の脳卒中が減るということです。100のうち30ですから**全体の30%が少なくなった**ということです。これがふたつめの「どれほど」に対する答えです。「30%も少なくなるなら、薬を飲んでみよう」と思う人も多いのではないでしょうか。

同じ数字から導き出した結果でありながら、かたや絶対危険では2%、かたや相対危険では30%ですから、その印象は大きく異なります（図16参照）。

そうした印象の違いを利用して、研究結果の多くは「30%少なくなる」という相対危険を採用して発表しています。前述の一般的な高血圧の治療効果に関する研究結果も、まさにこの相対危険で示されたものです。

ちなみに、絶対危険で2%の脳卒中を1%まで少なくしたという結果は、「1%しか少なくならない」ともいえるし、「50%も少なくなる」ともいえます。まさに、数字のマジックです。

「2%→1%」の見方は2通り
◎1%しか少なくならない
◎50%も少なくなる

薬の効果について語られるときには、こうした数字のマジックが必ずついてまわることを、ぜひ覚えておいてください。

高齢になるほど、薬のデメリットは大きくなる

ここまで高齢者に対する血圧の薬の効果について検討してきました。

まとめると、70代で高血圧の人に対しては「5年間で4%」の効果、80歳以上の高血圧に人に対しては「4年間で2%」の効果。比較した年数が1年違いますが、それでも、**70代に対する効果も80代に対する効果も、それほど差があるようにも見えません。**

たしかに、見方によっては、70代に対しては80代に対してより「2倍効果がある」といえますが、別の見方では「効果の差は2%未満にすぎない」ともいえるのです。

このように、**高齢になればなるほど薬の効果はあいまいになっていきます。**これは、脳卒中の危険因子のひとつが年齢であり、高齢になるほど脳卒中と高血圧との因果関係があいまいになることと無関係ではないでしょう。

しかし、**効果があいまいになったからといって、副作用もなくなるとはかぎりません。**重ねていいますが、どのような薬にも必ず副作用があります。高血圧の薬ももちろん例外ではなく、咳（せき）が出たり、足がむくんだり、手足の冷えや顔のほてりなどの副作用はよく出ます。

場合によっては、血圧が下がりすぎて、ふらついて転んでしまうこともあります。そのときに頭をぶつけて脳出血を起こすようなことになれば、何のために血圧の薬を飲んだのか、まったく意味がなくなってしまいます。

先に、薬を飲む際には、メリットとデメリットとをよく比較してみることが大切だといいましたが、**高齢になるほどデメリットのほうが大きくなります。**

たとえば、先ほどのふらつきによる転倒でいえば、足腰の衰えている高齢者ほど、その確率は高くなります。また、治療にはお金がかかりますが、年金暮らしの人が医療費のために食費を削るようになり、栄養不良になってしまったら本末転倒です。

子どものいる働き盛りの年齢の人が高血圧になると、確率は低いとはいえ、万一、脳卒中になったら大変です。その場合には、治療によるメリットはデメリットより大きいといえるでしょう。そういう**若い「現役世代」の人の血圧の治療と、高齢の「定年世代」の人の血圧の治療では、意味が異なります。**

65歳を過ぎた定年世代に該当する人で、すでに高血圧の薬を飲んでいるという人は、この先も薬を飲みつづける必要があるのかどうか、一度検討してみることをおすすめします。少なくとも**1種類の薬で血圧をコントロールできている人の半分は、薬をやめても血圧は正常のままで問題ない**という研究もあります。

それに軽症の高血圧の人であれば、もしも薬をやめたことで血圧が上がり、脳卒中の可能性が高まったとしても、せいぜい2～4％程度です。

高齢の人は、薬を飲んでも飲まなくても、その先の寿命に大差はないのです。

薬を飲みつづけるためにかかる手間やコスト、副作用などを考えると、高齢になって高血圧の治療をすることは、けっして幸せな老後につながるとは思えません。

むしろ、高齢になったら薬を飲まないほうが幸せかもしれません。

糖尿病薬で血糖値を下げても、合併症はたいして減らない

一般的に「効果がある」といわれる高血圧の薬の本当の効果は「どれほど」か、その実態について検討してきました。

「なんだ、効くといってもこの程度か」

おそらく、そのように感じた人も少なくないと思います。

血圧の薬より、もっと効果のはっきりしない薬では、なおさらだということは想像に難くないでしょう。血糖値を下げる糖尿病の治療薬もそのひとつです。

糖尿病は、血糖値を下げる働きをもつインスリンが十分に作用しなくなることで血糖値が上がり、高血糖の状態が長くつづくために、やがて全身のいたるところに障害をきたします。

「糖尿病はこわい病気だ」とよくいわれるのは、さまざまな合併症があるからです。

たとえば、糖尿病による網膜症は日本の成人の失明原因の第1位ですし、人工透析を導入する原因としてもっとも多いのも、糖尿病性腎症です。また、手足のしびれなどの糖尿

病性神経障害、さらには足がくさる糖尿病性壊疽（えそ）など体じゅうに症状があらわれ、心筋梗塞や脳卒中などを起こして突然死することもあります。

たしかに、これだけ合併症があるとこわくなります。ですが、65歳以上の人にとっては、それほど恐れることではありません。

糖尿病は進行が遅く、糖尿病になってから合併症を発症するまで5年以上かかり、20年で合併症になる確率はおよそ４割といわれています。ということは、**65歳くらいで糖尿病になると85歳までに網膜症や脳卒中などの合併症になる可能性は4割ある**わけですが、**糖尿病でなくとも**85歳の人がさまざまな病気になる可能性もまた**似たようなもの**です。

つまり、**65歳を過ぎて糖尿病になっても、合併症が出るのは寿命と競争になりますから、たいして気にやむこともない**ということです。

そのことを踏まえたうえで、糖尿病の治療薬について考えてみましょう。

糖尿病の治療の本来の目的は、網膜症や脳卒中などさまざまな合併症を防ぐことですが、治療の指標にはふだんの血糖値やＨｂＡ１ｃ（ヘモグロビン・エイワンシー＝過去１～２ヵ月の血糖値の平均値）が使われ、血糖値をなるべく正常に近づける治療がおこなわれます。

そのため、糖尿病の治療をしている人は、検査結果に一喜一憂することになるわけです。

しかし、**薬で血糖値を下げるだけでは、予想されたほど合併症を予防できない**ことは、これまでの研究によってたびたび示されてきました。

たとえば、１９７０年に報告された糖尿病の治療効果に関する最初の研究では、飲み薬やインスリン治療で血糖値が下がったにもかかわらず、糖尿病の合併症が減るどころか、むしろ増えたというものでした。

トルブタミドという飲み薬を使ったグループでは、心筋梗塞や脳卒中による死亡がプラセボ（偽薬）のグループより3倍多く、インスリン治療をしたグループでも、プラセボのグループより合併症による死亡がやや多いという驚くべき結果だったのです。

その後、20年以上にわたり、合併症が予防できることを示した研究結果が発表されることはなかったのですが、その間もずっと薬を使って血糖値を下げる治療がつづけられてきました。

複数の研究によって、薬で血糖値を下げることで合併症を多少減らせることが示されるようになったのは、ようやく90年代後半になってからです。といっても、その効果も予想したほどではありませんでした。

糖尿病の指標に使われるＨｂＡ１ｃ（６・５％以上が糖尿病）を１％減らした場合、網膜症や腎症については１００人の合併症を80人に、心筋梗塞については１００人を90人に減らすものの、脳卒中についてはほとんど減らないという結果です。

また、ＨｂＡ１ｃを７％まで下げると合併症が減ることは認められています。ところが、さらに６％まで下げても結果はほとんど変わりません。

つまり、**薬で無理やり血糖値を基準値まで下げても、**下げたほどには合併症は減らない、**もともと正常な人が合併症を起こすリスクと同じレベルにはならない**ということです。

糖尿病の飲み薬には、たとえば、膵臓に働きかけてインスリンの分泌をうながすもの（スルホニル尿素薬＝ＳＵ薬、速効型インスリン分泌促進薬）や、小腸での糖の吸収を遅らせることで血糖値の上昇を抑えるもの（アルファグルコシダーゼ阻害薬）などさまざまな種類があり、これらをいろいろ組み合わせて使われることがよくあります。

しかし、たくさん薬を使って無理やり血糖値を下げても、たいして効果を認められないのなら、**血糖値が少しくらい高くなっても薬を減らしたほうが、それだけ副作用も減り、体のためになる**という面があります。

糖尿病の飲み薬のうち、もっとも効果がはっきり示されているのはメトホルミンという薬１種類のみを使った治療です。

慢性疾患とは適当につきあうのがいい

血糖値は薬で無理やり下げても、あまり意味がないといいました。それどころか、治療の邪魔になることもあります。

糖尿病は、薬による治療だけでなく、食事療法や運動療法もあわせておこなわれます。とくに肥満が原因の2型糖尿病の患者さんでは、肥満を克服することで糖尿病を改善できることもあるため、医師から「体重を落としましょう」と指示され、食事や運動で体重をコントロールすることを求められます。

ところが、**糖尿病の薬のなかには、体重を増やす作用のあるものがあります。糖尿病の代表的な薬であるインスリンです。**

じつは、インスリンには、血糖を分解してエネルギーに変える作用とともに、余ったエネルギーを脂肪に溜め込む作用とがあり、別名「肥満ホルモン」とも呼ばれています。高い血糖値を下げるためにインスリンの量を増やすと、それに比例して体重も増え、かえって糖尿病が悪化するというケースも少なからずあるのです。

インスリンの分泌をうながすスルホルニ尿素薬にも同じような作用があり、太る可能性があります。

さらに、薬で無理やり血糖値を下げ**厳しい血糖コントロールをすると、命を落とす危険もあります。**

２００８年に発表された研究では、内服薬やインスリンを使って厳しく血糖値をコントロールしＨｂＡ１ｃの正常値６％を目標にするグループと、標準的な治療によって７％台を目標にするグループとを比較したところ、厳しい血糖コントロールをしたグループで５％に対し、標準的なグループで４％と死亡が２割も増えたという結果が示されました。

また、薬で無理やり血糖値を下げると**「低血糖」の危険も2〜5倍に高まります。**

正常な血糖値は１１０㎎／dl未満です。しかし、低血糖で60〜70以下になると、ふるえや動悸、冷や汗などの症状が出はじめ、さらに下がると意識レベルが低下して、異常な眠気や集中力の散漫、異常行動などがあらわれるようになり、場合によっては昏睡状態から死にいたることがあります。

このように、血糖値は低ければ低いほどよいというわけではありません。糖尿病は進行が遅く合併症が出るまでに数年かかりますが、低血糖の症状には緊急の処置を要することがしばしばです。合併症を防ぐために血糖値を下げる薬を飲んでいるはずが、低血糖という深刻な状態を招いてしまったのでは元も子もありません。

糖尿病の患者さんには、大好きな甘いものやお酒をひたすら我慢(がまん)し、運動を一生懸命して、少しでも血糖値を下げて正常値に近づけようとがんばっている人がたくさんいます。しかし、あまりがんばりすぎても意味がないことを多くの研究が示しています。

ちなみにランダム化比較試験ではありませんが、糖尿病を飲み薬で治療している患者さんの場合、ＨｂＡ１ｃ６％の人と９％の人の寿命はほぼ同じという研究結果があります。さらに、インスリン治療の場合には、ＨｂＡ１ｃ６％の人も10％の人も寿命は変わらず、しかも**もっとも長生きだったのは、ＨｂＡ１ｃが７～８％の人だったという驚くべき結果も出ています**。

現在、日本の「糖尿病診療ガイドライン」では、血糖値正常化をめざす場合の目標をＨｂＡ１ｃ６％未満と定めていますが、**いったいどこから６％という数字が出てきたのか、まったく不可解**です。

たしかに、糖尿病の患者さんは一般的に寿命が10年短いといわれます。しかし、**血糖値を薬で厳しくコントロールする治療をしても、寿命に関する効果はほぼゼロ**だということが、さまざまなデータから明らかになっているのです。

それに、血糖値が高くても合併症を起こさない人もたくさんいます。同じ血糖値であっても、たとえば血管が丈夫で動脈硬化になりにくいなど、個人差があります。これは慢性（まんせい）疾患のすべての治療に共通することですが、治療して合併症を起こす人もいれば、治療をしなくて合併症にならない人もいるのです。

目の前の数値を見ただけでは、病気が治っているかどうかはわかりません。

現役世代であっても、基準値をめざすような厳しい血糖コントロールをするより、ＨｂＡ１ｃ７％台をキープするくらいを目標に、薬も減らせるものは減らし、たまにはおいしいものを食べたりしながら、**あまり神経質にならずそこそこで血糖コントロールをしていくのが、賢い糖尿病とのつきあい方**だと思います。

65歳以上の定年世代になれば、薬を減らすとか、甘いものを解禁するとか、コントロールをもっとゆるめてもいいでしょう。

とくに、65歳になってはじめてＨｂＡ１ｃが基準値を少し上回り、「糖尿病です」と告げられたような境界線の人は、何も心配する必要はありません。そのうちの多くの人はそれほど進行しないからです。

ただ、なかには数年のうちに悪化し、高血糖のため、脱水症状や昏睡状態になることもあるので、**悪化傾向にないかどうか、数年おきにチェックするというくらい**はいいかもしれません。

糖尿病になると、年齢を問わず「これを食べてはいけない」「これは飲んではいけない」「運動しなくてはいけない」など、制約がたくさんできてしまいます。健康はキープできても、我慢、我慢の人生では楽しくありません。

まして65歳を過ぎたら、あとは余命です。**進行の遅い糖尿病とは、あわてず騒がず、このくらい適当に対応していてちょうどいい**のです。

コレステロール値は少し高めのほうが長生き

高齢になるほど血圧・血糖とともに気にする人が増えるのが、コレステロールです。

コレステロールは脂質の一種で、細胞膜やホルモンの材料になったり、血管の強化や維持などに重要な役割を果たしています。しかし、血中の濃度が高くなってその状態が長くつづくと、血管壁に沈着して動脈硬化を起こしやすくなり、その結果、心筋梗塞や狭心症（しょう）のリスクが高まります。

コレステロールの治療にも食事療法や運動療法は欠かせませんが、糖尿病ほど厳しいものではありません。

たとえば、コレステロール値を下げるには、食事から摂取するコレステロールを制限することが不可欠で、卵黄やバターなどコレステロールを多く含む食品は避けたほうがいいといわれてきました。ところが、近年の研究で**「体内のコレステロール値は食事で大きく変動しない」ことが明らか**となり、それを受けて、厚生労働省は２０１５年に従来の１日の摂取量の基準を撤廃しました。

また、抗コレステロール薬には、ある程度の効果が認められていて、大きな副作用もないものがあります。しかも、値段の高い新薬より、多くのジェネリック薬もあり、値段の安いスタチンと呼ばれる薬のほうが安全性が高いという研究結果で、コストもさほどかかりません。

このように、コレステロールは治療の負担がそれほど大きくはないので、糖尿病ほどには「治療をつづけたほうが幸せか、それとも、やめたほうが幸せか」と神経質に考えることはないでしょう。

とはいえ、**65歳定年世代の人については、血圧や血糖の薬と同様、コレステロールの薬も必要ない**と思います。

そもそも、高コレステロール血症には、自覚症状がありません。検査をしてはじめて気づくわけです。つまり、検査をしなければ気にもとめなかったのに、数値が高いとわかったとたんに心配になるのは、「コレステロール自体が悪い」と刷り込まれているからです。

それに、コレステロール値が高くなったからといって、すぐに心筋梗塞を起こすわけではありません。65歳までコレステロール値を薬でコントロールしてきた人や、65歳を過ぎてからコレステロール値が高くなったというような人は、コレステロールが血管壁に少しずつ沈着して動脈硬化を起こし、心筋梗塞のリスクが高まる頃には、別の病気のリスクも高まり、コレステロールだけが問題ではなくなっています。

私の病院にも、「コレステロール値が気になるから、薬を出してください」といって70代、80代の高齢の患者さんがよく診察を受けに来ますが、「コレステロール値が高くて、なにか不都合なことがありますか?」と聞くと、たいてい「いいえ、とくに何もありません」と答えられます。

そういう方には、「いますぐ何か起きるような心配は無用です。大事なのは、いま数値が高いことではなく、５年先、10年先の心筋梗塞です。でも、あなたの年齢なら10年先を心配するより、いまを楽しんだほうがいいですよ。薬代でおいしいものでも食べたらどうですか」といって、薬をすすめないことも多いのです。

事実、70歳以上の高齢者を対象にしたコレステロール降下薬のランダム化比較試験では、心筋梗塞の予防効果はあるものの、寿命にはまったく差がないことが示されています。

またコレステロールと寿命の関係で見ると、総コレステロール値が一般的な基準値の２２０mg／dlより高い人のほうが長寿だったという結果が出ています。つまり、**コレステロール値は少し高めのほうが、むしろ元気で長生きする人が多いということが示された**のです。

それまで血圧や血糖に問題がなく、極度の肥満もなく、タバコも吸わないような人が、65歳を過ぎたら、もうコレステロールは関係ありません。二度と測らなくていいと思います。コレステロールのことは忘れて、のんびり暮らしてください。

市販薬のほうが副作用の危険度は高い

ここまで、薬の効果についていろいろお話ししてきました。おさらいをすると、たとえば、降圧薬を飲むと血圧は下がるけれど、それは本当の効果ではなく、合併症である脳卒中を予防できるかが問題。ところが、その効果は脳卒中の発症する確率を10％から6％にするにすぎず、残りの90％以上の人は脳卒中を発症しない、というものでした。

つまり、**薬に求められる効果は、病気そのものを治し寿命を延ばすことですが、実際の効果の大半は「血圧が高い」「血糖値が高い」という症状を抑えることにとどまる**ということです。

これは、身近な風邪薬で考えるとわかりやすいでしょう。

風邪をどんな病気か説明するのはじつは意外とむずかしく、のど、鼻、気管支などの粘膜（ねんまく）に起こるウイルス性の病気の総称というところです。単一の疾患ではないので、風邪症候群ともいいます。

風邪をひいて病院にかかると、たいてい薬をたくさん処方されることになります。それは「風邪」そのものを治す薬がないからです。そこで、鼻水や咳、頭痛、発熱などの「諸症状」に対して、それぞれ効果のある薬を処方するため、種類が多くなってしまうのです。

しかし、そうして、**いろいろな薬で風邪の諸症状を抑えても、風邪そのものを早く治すことはないと、はっきりわかっています。**

たとえば、頭痛・発熱に対してよく処方される解熱鎮痛剤のロキソニン。これを飲むグループと飲まないグループとで、どちらが早く風邪が治るかを調べた研究があります。

その結果は、統計学的に差があるといえるほどではないけれど、むしろ飲まないほうが数時間早く治るというものでした。**ロキソニンには熱を下げる効果はあっても、風邪を治す効果は見られないことが証明された**わけです。

「熱が下がると、それだけ体はラクになる」というよい点はありますが、**薬で無理やり熱を下げても、薬の効果が切れるとまた熱は上がってきます。**

また、ロキソニンには、胃潰瘍や腎障害、難病に指定されているスティーブンスジョンソン症候群（全身性の炎症疾患で粘膜がただれたり、皮膚が壊死することもある）など深刻な副作用があります。

とくに高齢の人は服用に注意が必要で、風邪の治療で飲んだロキソニンが原因で急性腎不全を起こし入院をするようなケースがとても多いのです。

ロキソニンほどでなくても、たとえば鼻水や咳を抑える薬には強い眠気を誘発するものが多く、居眠り運転による事故の危険性があるため、服用に注意が必要です。

このように、副作用の問題はすべての薬についてまわりますから、**服用する種類が増えれば、それだけ副作用も増える**ことになります。

ちなみに、市販の風邪薬はたいてい1回1種類の錠剤ですみますが、それは、1種類の錠剤ですべての症状に対応できるようたくさんの成分が入っているからです。解熱鎮痛効果として先ほどのロキソニンと同じアスピリン系の解熱剤を含むものも多くあります。

風邪の症状が鼻水だけであっても、咳や発熱に対する成分も自動的に服用することになるわけで、**市販薬のほうがより副作用の危険度は高い**といえるのです。

大多数の風邪は放っておけば自然に治り、命に別状はありません。

ですから、「ちょっと風邪気味かな。用心のために早めに薬を飲んでおこう」などと気軽に考えて安易に薬を飲むのはやめたほうがいい。まして、「2倍飲めばそれだけ早く治るかもしれない」と決められた用量以上に飲むようなことは絶対にしてはいけません。

このようにいうと、「薬がすべて悪い」といっているように聞こえるかもしれませんが、けっしてそうではありません。

◎薬は万能ではなく、その効果は限定的であること

◎薬には必ず副作用があり、病気を治すために飲んでいる薬で、別の病気になったり、命を脅かされる危険性もあること

このことをしっかりと踏まえたうえで、薬を飲むかどうかを判断しなくてはいけないといっているのです。

実際にそうして考えると、たとえば風邪に対して、副作用や費用を上回るほど効果のはっきりしている薬はありません。飲めば熱などの症状は抑えられるけれど、病気そのものの回復のスピードは、飲まなくても変わらない。つまり、**風邪薬は飲んでも飲まなくても結果は同じ。**

そういう効果のはっきりしない薬を、大勢の人が副作用の危険に気づかないまま飲んでいるのです。

健康な状態をとり戻そうとして、むしろ不健康を呼び寄せてしまう。

薬とはそういう危うい存在です。だからこそ、風邪のように放っておいても勝手に治る病気で、生活に影響が出ないような軽い症状で薬を飲むのは絶対にやめるべきなのです。人間ですから、たまには風邪をひいて具合の悪くなることもあります。でも、自然にまた治るのですから、いいではありませんか。

体調のいいときは活動的になるし、体調の悪いときはペースダウンして体を休めようとする。それが「自然な状態」というものです。

飽くなき「健康欲」を捨て、「不健康を含めて健康」という自然な状態を受け入れれば、なにかと薬に頼る生活もおのずと変わるはずです。

薬の効果が小さいことを医者はわかっている

「日本人は病気というとすぐに薬を飲みたがる」といいましたが、それは近年のことで、かつてはけっしてそうではありませんでした。

いまのように科学が進歩していなかった時代には、薬が本当に効いているか効いていないかよくわからないまま、「おそらく使ったほうがいいだろう」くらいの判断で薬物治療がおこなわれていました。

そのため、たとえば心筋梗塞後の不整脈を防ぐための抗不整脈薬で、むしろ死亡者が増えているにもかかわらず、何十年も気づかないまま薬を使いつづけていたというような状況が起こっていたのです。

薬の研究が急速に発展し、本当の効果がわかってきたのは、１９９０年代になってからです。たとえば、コレステロールの薬のひとつであるスタチンが有効だとわかったのは１９９５年ですし、糖尿病の薬の効果が明らかになったのは１９９８年です。

そうして明らかになった効果というのが、血圧や血糖は下げられるものの、病気そのものを治したり予防したりする効果は予想より小さく、多くの慢性疾患の合併症が２％から１％になるという小さなものです。

昔は薬の効果がよくわからないまま使っていたのが、**いまの医療現場では、とても小さな効果しかないことがわかったうえで薬が使われています。**

しかし、一般の人たちには、そのことがほとんど伝わっていません。

製薬メーカーは、２％の脳卒中や心筋梗塞などの合併症を１％にする効果しかなくても「合併症を半分にする効果がある」と謳うため、事実が過大評価され錯覚を招きやすいのです。メディアも、合併症が半分になるような薬が開発されたとなれば、こぞって報道をします。

そうやって、間違ってはいないものの、**大きくゆがめられた情報が広く流布し、「薬を飲めば病気が予防できる」というような定説ができあがっていった**のです。

風邪に関しても、日本では「風邪がもとで肺炎になると大変だから、二次感染を防ぐために抗生物質も飲んだほうがいい」というのが定説になっています。

実際、風邪で病院にかかると、約6割の人に対して抗生物質（抗生剤）が処方されます。なかには、患者さんのほうから「抗生物質を出してください」とあえて希望されるケースもあります。

たしかに、風邪の患者さん1万2000人に抗生剤を投与すると、肺炎による入院が1人減るというデータはあります。

しかし、そうして大勢の人に抗生剤を投与したことが多数の耐性菌（抗生物質が効きにくい細菌）をつくり、本当に肺炎になったときに、抗生剤がどれも効かないという困った状況を生み出すことになったのです。

これは、**抗生物質で肺炎を予防しようという考えが、いかにバカげているか**ということをよくあらわしています。

肺炎は肺炎になってからでも治療ができます。ですから、**１万２０００人に抗生剤を投与して耐性菌をたくさんつくるより、**投与をやめて耐性菌を減らし、**肺炎になってから治療をするほうが、はるかに合理的で社会全体の利益になります。**

私は、「抗生物質を出してください」と希望する患者さんに対して、

「予防のために抗生剤を飲むと、害のほうが大きいという科学的な証拠があるので、おすすめしません」

と必ず説明をするようにしています。

しかし、なかなか納得してもらえず、「どうしても」とせがまれて、処方せざるをえないこともよくあります。これほど、**多くの人のなかに「風邪＝抗生物質」という間違った方程式が刷り込まれてしまっている**のです。

だれか有名な医師が、

「風邪に抗生剤は必要ありません。むしろ害のほうが大きい」

とテレビなどを通して大々的に説明をすれば、風潮はまた変わるかもしれません。

しかし、それを実際にやろうとすると、たとえば、

「うちの局は製薬会社が大きなスポンサーなので、その部分に対する発言はカットしてください」

などと横やりが入り、うやむやにされてしまうのが関の山です。

私自身、何度か試みようとしましたが、ほとんどの場合、そういう憂き目にあってきました。

医療にかぎらず多くのことが、真実とは関係なく、世の中の大きな流れに押される格好で「正しいこと」「正しくないこと」として決まっていき、やがて定着して「文化」となっていきます。

それが、ファッションのように命に関わらないものなら、いいのです。自分にとって正解でないものを身につけたところで、死にはしません。ですが、薬はそういきません。

テレビの医療番組や薬のＣＭを真(ま)に受けない

日本人の多くは、製薬メーカーのコマーシャルやテレビの医療番組などで報じられることを、１００％正しいと鵜呑(うの)みにして安易に薬を飲んでいます。**「薬を飲む文化」にすっ**

かりとり込まれてしまっているのです。

それがどれほど危険なことかは、これまでお話ししたとおりです。

メジャーな情報や意見が、必ずしも事実を正確に伝えているとはかぎりません。ですが、正しいかどうかは関係なく、すでに定説となっていることに抗う(あらが)のはとてもむずかしく、大勢(たいせい)を凌駕(りょうが)するだけの強い根拠が必要です。

その根拠となりうるのが唯一(ゆいいつ)、「サイエンス」です。

患者さんの命と向き合う医療の現場でサイエンスを持ち出すと、「そんな科学的な分析だけで人の命は測れない」とか「数値だけで語るなんて冷酷(れいこく)だ」などといわれることがよくあります。

しかし、大きな力によって、不正確なことが正しいこととされ、何も気づいていない大衆に押し付けられつづけていることのほうが、よほど冷酷ではないでしょうか。

メーカーの手法はビジネスとしては妥当(だとう)であっても、サイエンス的には「おかしい」と疑問をもたざるをえません。

くり返しますが、薬がすべて悪いといっているのではありません。

薬の効果は限定的であり、副作用も多い。その薬を飲むからには、副作用や費用などの

デメリットを上回る効果がなくてはならない。
そのことがはっきりしていないかぎり、薬は飲まないほうがいい。
そのことを示す多くの科学的なデータがあることを、ひとりでも多くの方に知っていただき、自分にとっての正しい選択につなげてほしいと思います。

薬の減らし方・やめ方

最後に、薬の減らし方・やめ方についてです。薬を減らしていこうと思ったら、まずかかりつけの医師に相談してみましょう。医師と相談しながら、徐々に減らしていくのが安全です。

血圧の薬は、1種類でうまくいっているようなら、自宅で血圧を測りながら、徐々にやめてみてもいいかもしれません。**半分くらいの人が薬をやめても正常血圧のままだった**という研究があります。

外来の血圧測定だけで薬を増やしてしまったような人は、自宅の血圧を目安にするともっと少ない薬でうまくいく可能性があります。また、べつに5年後に脳卒中になるのも3

年後に脳卒中になるのも同じという考え方であれば、血圧の値にかかわらず、やめてしまうというのも選択肢のひとつでしょう。

コレステロールの薬は、心筋梗塞を先送りする効果が明らかですが、コロッといきたいという考え方なら、むしろやめたほうがコロッといけるかもしれません。飲んでいたところで、心筋梗塞になる時期を数年先延ばしにするだけですから、70歳で心筋梗塞になるのも71～72歳で心筋梗塞になるのも変わらない、と考えるならやめてもいいでしょう。

糖尿病の薬は「ＨｂＡ１ｃ６％を目指して」などと言われている人が多いでしょうが、10年、20年、糖尿病とつきあって徐々に薬が増えてしまった人は、案外、薬を減らしてＨｂＡ１ｃが８％くらいでもたいして変わらないかもしれないことを、多くの研究が示しています。

80を過ぎた方であれば、むしろ薬を減らして、ＨｂＡ１ｃが7・5％未満にならないほうが安全です。

認知症の薬は、一度全部やめてみてもいいでしょう。食欲が出たりして、かえってよくなることがあります。もともと症状に対する薬ですから、症状が悪くなるようならもう一度飲むようにすればいいだけです。

高血圧、コレステロール、糖尿病、認知症の薬は、効果があるという質の高い研究が多くありますが、それでも案外やめられます。ましてや、**質の高い研究で効果がきちんと示されていないような薬は早くやめたほうがいい場合が多い**のです。

ふだん飲んでいる薬について、どんな効果が示されている研究があるのか、聞いてみるのもいいでしょう。

高齢者で、出かけることも困難になり、食事も減って、薬を飲むのも大変というのであれば、むしろ全部の薬をやめてみるというのも、いろいろ楽になることが多いのではないでしょうか。

第5章

医療に「絶対」はない

薬よりこわいサプリメント、トクホ

近年、サプリメント（栄養補助食品）やトクホ（特定保健用食品）が大ブームになっています。

本書を読まれている方にも、たとえば、足腰のためにグルコサミンやセサミンなどのサプリメントを常用したり、「血圧を下げる」「脂肪（しぼう）の吸収を抑える」と謳（うた）うトクホの飲料水を愛飲しているという人は少なくないと思います。

第4章を読んだことで「副作用のある薬より、サプリメントやトクホのほうが安全で安心だ」と考えた方もいるかもしれません。ですが、それは大きな勘違いです。

サプリメントやトクホは食品扱いといっても、血圧を下げたり脂肪の吸収を抑えるという作用がある以上、**薬と同じように副作用の危険を考慮する必要があります。**

ところが、サプリメントやトクホは医薬品よりも規制がゆるく、人に対してどれほど害があるかは確かめられていません。せいぜい実験動物を使ったデータがあるくらいです。

ということは、血圧を下げるだけで脳卒中は予防できず、予防できないどころか副作用だけが残る可能性もあります。

つまり、**サプリメントやトクホのほうが、医薬品よりもむしろ危険度は高いといえるの**です。

これは理屈（りくつ）だけではありません。実際にそういう事件があったのです。

20年ほど前に「β（ベータ）カロテン（またはカロチン）には強い抗酸化力があり、がん予防になる」としてβカロテンを主成分とするサプリメントや機能性飲料がもてはやされたことがあります。おそらくご記憶の方もいるでしょう。

以前から、試験管や動物を使った実験によって、βカロテンががん細胞の増殖（ぞうしょく）を抑制するというデータが世界各地からたくさん出ていました。それと並行するように、日本で生活習慣と病気との関連を調べる調査が保健所ベースでおこなわれたところ、「緑黄色野菜の摂取量が多ければ多いほど、がんが少ない」という結果が出されました。

そこで、基礎データと人間のデータが一致したとして、

「緑黄色野菜にはβカロテンが多く含まれているから、βカロテンががん予防に効いているにちがいない。βカロテンを飲めばがんを予防できる」

と考えられ、いちやくβカロテンが世間からの脚光を浴びることになったのです。それはとても有望な説であったため、医療にも応用できるのではないかとして、フィンランドやイギリスで臨床試験がおこなわれることになりました。

肺がんのリスクの高い喫煙者に対して、ある群はβカロテンを飲ませ、ある群はプラセボ（偽薬）を飲ませて比較をしたところ、なんとβカロテンを飲んだグループで肺がんで死亡する人が多かったのです。試験はすぐさま中止されました。

試験管内の実験では、人体の一部の細胞をとり出しておこなわれるため、βカロテンは試験管内のがん細胞に対しては効果があったのでしょう。しかし、人体にはほかにもたくさんの細胞があります。βカロテンはそうした正常細胞に対してなにか悪い作用を及ぼしたのかもしれません。

ともかく、**試験管内や動物実験でがん細胞を抑制したということと、人間がそれを飲んでがんが予防できるということとは、まったく別**だということです。

たとえばトクホの場合は、国に科学的根拠を示して有効性や安全性の審査を受けてはいますが、「科学的な根拠」といっても、試験管内や動物実験によるデータがあるだけでは十分ではありません。

人間でどうかということを、実際に臨床試験のようなバイアスの少ない方法で調べてみると、大きな食い違いが生じることは、よくあるのです。

サプリメントやトクホのメーカーは、人への実際の効果はまったく不明であることは承知のうえで、商品を販売しています。臨床試験で、万一、害のあることがわかってしまうと大損ですから、あえてしないのです。

試験管内や動物実験のデータをもとに仮説を並べたて、モニターの感想をあたかも根拠のある効果のように演出し、画面のすみに小さく「個人の感想です」とつけ加えることで、「それでもいいですね？」と暗に消費者に対して予防線を張り、クレームがきても対応できるようにしているわけです。

なかには、有効とする成分が規定値以下だったり、安全性に疑いがあるなど、悪質なものもあります。

２０１６年には、消費者庁が初のトクホの許可取り消しに踏み切ってもいます。

健康食品は「不健康食品」

サプリメントやトクホにかぎらず、**日本には「健康食品＝体にいいもの」という文化がすっかりでき上がっている**ように感じます。

「健康」の二文字に惑わされてはいけません。**それほど健康効果のあるものなら、医薬品として採用されています。**

健康食品がこわいのは、効果がまったくなくて毒にも薬にもならないのならまだしも、βカロテンのように**大きな健康被害を及ぼす可能性をはらんでいること**です。これは、人工だろうと天然だろうと関係ありません。

たとえば、一時期「がんに効く」ともてはやされたアガリクスは、その後、ラットを用いた動物実験で、むしろがんを促進する作用があることがわかり、厚生労働省から注意喚起が出されました。

「薬じゃないから副作用もないし安心」とか「なんとなく体にいいらしい」くらいの感覚で安易に摂取するのはやめるべきです。

まして、臨床試験で効果が認められている抗がん剤を拒んで「がんに効く」といわれる食品に頼るようなことは、とても愚かしい行為です。

「健康食品」は根拠があいまいなものが多く、**じつは「不健康食品」である可能性が高い。**

そういい切ってもいいでしょう。

しかも、「健康」を謳うものは、たいてい値段も高価です。第4章で「薬は予想されたほどの効果はなく、副作用の害があるにもかかわらず、有効性ばかりが強調されている」という話をさんざんしてきましたが、**健康食品の類と比べれば、医療機関の保険診療で使われる薬ははるかに優れています。**

どうしても血圧が気になるなら、割高なトクホのお茶より、科学的に効果の確かめられている降圧薬を服用し、普通のおいしいお茶を飲んだほうが、よほど有益です。

でも、それもせいぜい65歳までのこと。

65歳を過ぎたら、血圧そのものを気にするのをやめて、薬もトクホもサプリメントも関係なく、ただおいしいお茶を楽しめばいいと思います。

動物実験では安全だった「サリドマイド」

ここまで「試験管内や動物を使った実験」や「臨床試験」という言葉がしばしば出てきましたので、簡単に説明しておきましょう。

大学や研究施設の実験室で、試験管内や人以外の動物を使っておこなわれる研究を「基礎研究」といいます。それに対して、実際の患者さんを対象に医療の現場でおこなわれる研究を「臨床研究」といいます。ちなみに、人の細胞だけを対象とした実験室での研究は基礎研究です。

基礎研究の場合、試験管内の研究だけより動物を使った研究もおこなわれているほうが信頼性はそれだけ高いといえますが、**動物実験をおこなっているからといって、人間にとっての安全性が保証されるというわけでは、けっしてありません。**有名な例がサリドマイドです。

サリドマイドは非バルビツール酸系の化合物で、1957年に旧西ドイツで睡眠薬として発売されました。日本では翌年に発売されています。

それ以前の睡眠薬は、ベンゾジアゼピン系やバルビツール酸系の薬が主流でしたが、効きめが強すぎて動物に大量投与するとみんな死んでしまうことから、もっと安心して使える薬の開発が進められました。そうして、動物に大量投与しても死ぬことがなく、いままでの睡眠薬よりはるかに安全だとして登場したのがサリドマイドです。

その後、胃腸薬としても発売され、妊婦の「つわり」の症状改善のために用いられました。

しかし、サリドマイドには催奇形性の副作用があり、服用した妊婦から手足の短い先天異常のサリドマイド胎芽症の新生児が生まれ、各国で大きな社会問題となりました。

もしかすると、実験用の動物に出産させるところまで観察をつづけていれば、副作用に気づけたかもしれません。あるいは、そこまでしたとしても、動物レベルでは胎児に影響は出ず、人への副作用を発見できなかったかもしれません。

いずれにせよ、**人以外の動物を使った実験結果というのは、未確定な科学的事実にすぎない**ということです。

その後、製剤・使用禁止となったサリドマイドですが、90年代になってハンセン病などへの治療効果が認められて海外で承認され、日本でも２００８年に、多発性骨髄腫（血液がんの一種）の治療薬として認可されています。

このように、**規制の厳しい医薬品でさえ絶対に安全ではない**のですから、規制のゆるいサプリメントやトクホでは、なおさら安全性を疑ってみることが必要です。

もっとも有効な医療は「ワクチン」

ここまで、健診も検診も薬も効果は限定的であり、むしろ必要のないものも多いという話ばかりをしてきました。

「やって意味のある医療なんてあるの？　あれば教えてほしい」

という人に胸を張ってお答えします。「ワクチン」です。

あらゆる医療行為のなかで、かかるコストに対してもっとも効果が大きいのは、麻疹ワクチンだといわれています。

麻疹は、麻疹ウイルスによる急性熱性の発疹性疾患で、感染症の一種です。伝染力がきわめて強く、ウイルスに接触すると、免疫のない人は100％感染するといわれます。

しかも、空気感染や飛沫感染するため、空港やコンサートホールのような広い空間に同時にいるだけでも感染する可能性があります。

感染すると、高熱や咳などの症状があらわれ、やがて全身に発疹が広がります。その後は回復に向かうこともありますが、すんなりとは治らず、肺炎や中耳炎などを合併することが多く、重症化して入院になることもしばしばです。

いったんは治っても、その数年後に脳炎を起こして重大な後遺症を残したり、死亡したりすることもあります。麻疹はかかって治るというような簡単な病気ではなく、命を落とすこともある重症の感染症なのです。

麻疹の特効薬はなく、解熱や咳止めなどの対症療法をおこないますが、基本的には自然に治るのを待つしかありません。ですから、**予防がもっとも有効な治療法**といえます。そして、その唯一の予防法が、ワクチン接種です。

麻疹ワクチンによる免疫獲得率は95%と報告されており、有効性は明らかです。副作用はごく一部に発熱や発疹が見られるものの、いずれもごく軽症で自然に消失する程度です。

アメリカでは１９７０年代後半から麻疹ワクチンの徹底した導入をおこなった結果、２０００年に麻疹が排除されました。日本でも、１９７８年にワクチンの定期接種がはじまって患者は激減、ＷＨＯは２０１５年に日本から麻疹は排除されたとしています。麻疹ワクチンは、これほど有効性が高いのです。

ところが、土着のウイルスがいなくなったはずの日本で、いまでも乳幼児が麻疹で命を奪われています。ワクチン接種を受けていないことが原因です。

日本では2006年からは麻疹と風疹（ふうしん）とを混合したMRワクチンに切り替えられ、1歳と小学校入学前の1年間の2回の接種で定期接種化され、無料でおこなわれています。麻疹にかかりやすい年齢は1歳代がもっとも多いので、定期接種を受けることがきわめて重要です。

これはインフルエンザでよく聞かれることですが「ワクチンはあまり効かないし副作用もあるから、病気にかかってから薬で治したほうがいい」といって、ワクチンより薬を選択する人が少なくありません。ですが、麻疹を治す特効薬はありません。

日本はワクチンに関しては後進国ですし、ワクチンに厳しく薬に優しいという風潮があります。しかし、**薬よりワクチンの効果のほうがはるかに大きいことは、多くの科学的なデータによって示されています。**

たとえば、2016年から0歳児を対象に定期接種化されたB型肝炎（かんえん）ウイルスのワクチンでは、肝がんによる死亡を70%も減らせるという研究報告があります。2013年から小学６年～高校１年の女性を対象にした子宮頸がんワクチンにも、前がん病変を90％以上予防するというデータがあります。これらは、降圧薬は高齢者の脳卒中を30％予防するという効果に比べると、絶大です。

さらに、ワクチンには、薬には期待できない大きな効果があります。自分のためだけでなく、まわりに感染を広げない、つまり、**まわりにいる多くの人たちの病気を防ぐという公共的な効果もある**のです。

一般的にワクチンの副作用については、薬よりもよく検討されています。もちろん、絶対に安全とはいえませんし、アナフィラキシーショック（アレルギーによってじんましんや腹痛、呼吸困難、血圧低下などが起こるショック症状）のように命に関わるようなものもありますが、その発生頻度は何十万～何百万回に１回くらいと、薬の副作用よりはるかに少ないものです。

このように、どのワクチンも副作用が少なく劇的な効果があります。ですから、**子どもを対象にした麻疹ワクチンやヒブワクチンなどの定期接種は、絶対に受けたほうがいい**とゆるぎなくいえます。

ただ、**高齢者に対しては、接種が必要かどうかは一概にいえません。**理由を説明します。

たとえば、65歳以上が対象となる定期接種には、肺炎球菌ワクチンがあります。肺炎は日本における死亡原因の第3位ですが、そのなかでもっとも多いのが肺炎球菌による感染です。これによって亡くなる人の95％が65歳以上の高齢者です。

肺炎球菌ワクチンを接種した人は、しない人に比べて肺炎球菌肺炎が60％以上少なく、肺炎全体も半分近くに減るという、日本人を対象にしたランダム化比較試験があります。

副作用は、発熱や注射をしたところの腫れや痛みくらいで、重度のものは肺炎に対する効果に比べれば問題にならないほどまれです。このように、**高血圧の治療などに比べると、肺炎球菌ワクチンの有効性ははっきりしています。**

いまがちょうど65歳で接種のタイミングという人は「70歳までの5年間は楽しみたい」と考えるか、それとも「65歳を過ぎたらいつ死んでもいい。その原因が肺炎でもかまわない」と考えるか。この先5年間の自分の幸せにかんがみて、接種をするかどうかを決めるといいと思います。

すでに、それ以上の年齢になっているという人は、ワクチンの有無にかかわらずいろいろな病気のリスクが高まっています。ここで、あえて痛い思いをしたり、自治体によっては一部自己負担となるので、そのコストをかけてまで接種をする必要はあるのか。よく考えてみてください。

日本はＷＨＯがあきれるほどのワクチン後進国

近年、子宮頸がんワクチンを接種したことで、全身に原因不明の痛みの出る複合性局所疼痛症候群を発症したという報告が相次ぎ、問題になっています。これを受け、厚生労働省は、ひきつづき公費接種は継続するものの、全国の自治体に対して積極的な接種の呼びかけを中止するよう指示を出しました。

しかし、これは濡れ衣です。

子宮頸がんワクチン（ヒトパピローマウイルスワクチン）の副作用については、世界的に「接種後に起こる異常について、接種した人としていない人と有意な差が出なかった」とする報告が多数あり、ＷＨＯでは「安全上の問題は確認されていない」としています。

日本でも、問題が浮上した後に、名古屋市で7万人を対象にワクチンの副作用が考えられる症状について調査がおこなわれました。その結果、症状と関連があったのはワクチン接種の有無ではなく、年齢であったことが明らかになり、「ワクチンの接種者と非接種者で統計的に明確な差は確認できない」という見解がまとめられました。
しかし、これは子宮頸がんワクチン薬害防止を訴える市民団体などから非難が集中したため、最終報告書では因果関係に言及することは避けられました。

こうした日本の状況に対して、ＷＨＯは、

「日本が報告する慢性疼痛の症例は他国では認められない。ワクチンを原因として疑う根拠に乏（とぼ）しい」

として、「定期接種を積極的に勧奨すべきではない」とした日本の方針変換を疑問視しています。

さらに、日本だけがワクチン接種の勧告を中止していることに関して、

「脆弱（ぜいじゃく）な根拠にもとづく政策決定は安全で有効なワクチン使用を妨（さまた）げ、結果として真の被害を招く」

と日本を名指しで厳しく非難しています。

もし、万一、一部の慢性疼痛の症状にワクチンが関連していたとしても、そもそも副作用の発生率自体が０・００４％くらいなのですから、ヒトパピローマウイルスの感染を予防し、前がん病変を少なくする効果に比べれば、はるかに小さい確率です。

頻度が低く不確定な副作用に対して、圧倒的な効果が示されているにもかかわらず、接種の勧奨を中止するという事例は、薬では考えにくいことです。その背景には、もしかすると、ワクチンで病気を予防するとその先の医療が必要なくなってしまうことが関係あるのかもしれません。

製薬メーカーにとってみれば、１回提供して終わるワクチンの開発や普及をするより、たとえば、がんと闘う患者さんに抗がん剤を提供しつづけるほうが、ビジネスとしてははるかに有益です。

ワクチンより薬が好まれる日本の風潮は、メーカー主導でつくられたといえるかもしれません。

「科学的に考える」ということ

医療は命にダイレクトにかかわるものであり、どのような医療を選択するかによって、その人の人生や幸福度は大きく変わります。その「選択肢」のなかには「どの医療も選ばない」ということも含まれるのですが、多くの人がそれを見落としています。

巷に「がん検診を受けたほうがいい」とか「血圧が高いと危ないから薬で下げたほうがいい」とか「こういう画期的な手術がある」とか、まるで医療を万能のように伝える情報があふれているからでしょう。

しかし、そうした情報は必ずしも正確ではありません。自分にとってのベストな選択をするには、**情報を無防備に受け取らず、「本当に正しいのだろうか」と疑ってみる**ことです。

「みんながいいというのだから、いいにちがいない」と先入観や感情に流されず、「本当に医療を受ける必要があるのか。あるとしたら、**その効果と害は何か**」と冷静に考えることです。つまり「科学的な考え方」をすることです。

「科学的な考え方」を、風邪を例に具体的に説明してみましょう。

たとえば、風邪薬が効くかどうかを検証するには、いくつか段階があります。

第1段階＝その薬が「試験管内の風邪のウイルスの増殖を抑えた」とか「試験管内で人間の免疫を担当する細胞を活性化させた」とか「ラットを使った実験でもウイルスの増殖が抑制された」という基礎研究による結果を検証する。

サプリメントやトクホの効果の科学的根拠になっているのはこの段階ですが、これはサイエンスのほんの入り口にすぎません。

第２段階＝人に対してどのような効果があるかを臨床試験によって確かめる。

ここで、もし「人間でもいったん熱が下がった」とか「被験者が飲んだ後に体が楽になったといった」など、ある程度の結果が得られたとしても、まだ科学的ではありません。なぜなら、一時的に熱が下がるということと、熱の期間が短くなって早く治るということは、まったく別のことだからです。

第３段階＝薬によって「病気が早く治る」ことが人間で示されるかどうかを確認する。

たとえば、解熱剤の場合、飲むといったんは熱が下がるものの、薬が切れるとまたすぐに熱は上がってくる。それをくり返すうちに、病気は自然に治っていくわけですが、飲まなくても同じくらいの早さで治っていくことが臨床試験で示されています。

つまり、解熱剤には、熱を下げる効果はあっても風邪など熱の原因になっている病気そのものを治す効果はない、ということがこれまでのところ科学的に示されているわけです。

第４段階＝その薬を飲んでその場で熱が下がった人が、その後どうなったかを確かめる。

もしかすると、その人は副作用で翌日死んでいるかもしれません。

このように第１段階から第４段階までの流れをすべて把握したうえで、いま、目の前の熱のある患者さんに対して、その薬を使うかどうかを個別に考えて判断する――これが「科学的な考え方」ということです。

たとえば、１００人を対象にして、薬を飲んだグループのほうが平均して半日早く治ったという結果が出たとしても、「目の前のＡさんが薬を飲んで同じ効果を期待できるか」は保証されていません。

平均というのは、もっと早く治った人もいれば、逆にもっと時間がかかった人もいるということで、目の前のＡさんがどこに入るかは不明です。また、実際にＡさんに飲ませて「今度は早く治りました」といったとしても、それは本当に薬の効果で早く治ったのかどうかはわかりません。

このように、**疑って、疑って、とことんまで突き詰めようとするのが科学的な考え方**です。

つまり、**因果関係を簡単に結びつけてはいけない**ということ。データと現実とが一致しても「これは偶然で、本当の関係ではないのではないか」ということを、否定しきれなくなるまで疑いつづけることだけが科学的な考え方です。「白・黒はっきりつけられることが科学的だ」と勘違いをしている人もいますが、それはサイエンスではありません。

薬の効果を検証したデータだけでは、個別の患者に効くかはわからない。実際に飲んでも本当に効いているかどうかははっきりとはわからない。

もし効果が「わかる」としたら、それは「１００人の患者さんのうち、薬を飲んだ50人は全員すぐ治ったけれど、飲まなかった残り50人は全員死んだ」というくらい明らかな結果が示されたとき。死亡率が１００％の病気に「実際にひとりひとり飲ませていくと、死ぬ人がだれもいなくなった」ということになれば、疑うことなく効果のある薬ということができます。

しかし、現実にはそのような薬はありません。もし、あったとしても、副作用の問題があり、目の前の病気は治っても、別の病気になったりします。「解熱鎮痛剤を飲んだら、熱は下がったけど胃がやられた」ということは、よくありますね。**効果だけを残して、害をなくすということはできない**のです。

薬の効果を科学的に明らかにする道筋はできていても、「目の前のAさん」に対してはっきり効くとわかっている薬はありません。「個別の患者さんに対して、どの医療が有効であるかをあらかじめ断言できない」ということだけが、サイエンスで明らかになっているのです。

ですから、「効く薬」を科学的に説明するとしたら、「あなたにとって治る確率がいくらかあるかもしれない飲みもの」ということです。降圧薬なら「あなたが5年以内に脳卒中になる確率を10％から6％に減らしますが、実際に予防できるかはわかりません」となります。

「科学的な考え方」というものを少しご理解いただけたでしょうか。

「自分の考え」とか「自分の価値観」とよくいいますが、それらは世の中の影響を受けたもので、「自分」のものではない場合がほとんどです。そういうものをいったん脇におき、「科学的な考え方」で突き詰めていけば、他人の影響がどんどん排除されていき、最後には本来の自分の考え方が見えてくるでしょう。

医者に診てもらうのは、易者（えきしゃ）に見てもらうのと大差ない

医療に関する情報は科学的な考え方で検討し、自分は本当はどうしたいかを考えること

が大事だといいました。その検討すべき情報のなかには、医師のアドバイスも含まれます。

医師は医療の専門家ですから、患者さんの多くは「医者のいうことは絶対だ」と頭から信じ込み、医者のいうままに提供される医療を受け入れるというのもアリでしょう。

しかし、医療の専門家だからこそ、**「どの医療も絶対ではないこと」を医師はよくわかっています。**

たとえば降圧薬の場合、血圧を下げる効果については高い確率で下げられるというデータがありますし、実際に血圧を測ることで確認もできます。

しかし、その先の脳卒中を予防する効果については、70代で高血圧の人の脳卒中の発症率を5年間で4％下げるという程度の効果しかなく、その4％に目の前の患者さんが入るかどうかを確かめる方法はありません。

つまり、高血圧の患者さんに降圧薬を処方して血圧は下がっても、脳卒中を予防できているかどうかは、医師にもわからない。

また、もし、その患者さんが亡くなられて死因が脳卒中でなかったとしても、それは降圧薬によって防げていたのかどうかも不明です。その人は降圧薬の服用と関係なく、たまたま脳卒中になる前に寿命がきたということかもしれません。

このように、降圧薬の効果を示すデータがどれほどあろうと、ひとりひとりの患者さんにその薬がどのように作用するかは、医師といえどもわからないのです。Aさんには効いたがBさんには効かないということは普通にあります。**目の前の患者さんに対して薬を処方したり注射を打ったりするとき、「効くといいな」というのが医師の本音**です。

そういう意味では、医師に診てもらうことは、易者（えきしゃ）に見てもらうのとたいして変わらないかもしれません。

「あなたは、薬を飲んだほうがいいのかそれとも飲まないほうがいいのか、本当ははっきりしません」という医師の本音は、まさに「当たるも八卦（はっけ）、当たらぬも八卦」。医師から処方される薬というのは、易者からいわれるようなこととたいして違いはないのです。

また、高血圧の治療にとって、血圧が下がることは重要ではなく、その先の脳卒中を予防することが大事だとわかっていても、やはり血圧を下げたいと思う。それは、雨が降って畑がうるおい豊作になることが本当の願いであっても、日照りつづきだと「洪水（こうずい）になってもいいから、とにかくいまは雨が降ってほしい」と願うのと同じようなものです。

患者さんが、先の脳卒中よりとにかく目の前の数値が気になってしまうのは、医師にもよくわかっています。

そのように、医療を科学的に考えようとしても、どこかで感情が入り込んできます。それは医師も患者も同じです。

医療のプロだからといって、医師にすべてが見通せるわけではありません。どんなにデータと経験の蓄積があっても、目の前の患者さんに対して、医師はつねに手探りです。

ですから、**患者さんは医師のいいなりになってばかりいると、かえって危険です。**医師は患者さんがなにか不調を感じていても、なにも言わなければ「この患者さんはこれで調子がいいんだな」と錯覚（さっかく）して、不要な治療をつづけることになってしまいます。

医療に関する疑問があれば医師に聞き、薬は飲みたくないと感じるなら、遠慮なくそういうべきです。ほとんどの医師は、嫌がることなく耳を傾け、できるかぎりこたえてくれるでしょう。医師はそこから得られる患者さんの情報を加えてこそ、薬を出すかどうかを決められるのですから。

医療を提供する側と受ける側との意思の疎通（そつう）は、患者さんだけでなく医師にとっても非常に大切なことなのです。

「医師に相談するのも、易者に相談するのもたいして変わらない」——そう思えば、もっと気負わずに診察を受けられるでしょう。

もちろん、自分が必要ないと思う治療は拒否してもいいのです。だれでもない、あなた自身の体のことなのですから、たとえ相手が医師であっても、遠慮はいりません。

第6章

超高齢社会を生きる知恵

65歳から生活習慣を見直す必要はない

かつて「成人病」と呼ばれていた高血圧、糖尿病、脂質異常症、痛風などの慢性疾患の総称が、1996年に「生活習慣病」にあらためられました。

中高年が罹患することの多い成人型の糖尿病を子どもが発症することもあることから、それまで考えられていた加齢が主な原因ではなく、生活習慣の積み重ねが病気の引き金になると判断されてのことです。

生活習慣病の登場以来、日本ではなにかというと生活習慣が問われるようになったことで、多くの人が食事に気をつけたり運動を心がけたりするようになりました。いまでは、日本人の平均的な生活習慣の質はとてもよくなっています。

ひとりひとりの意識が変わったのはとてもいいことですが、私は**「生活習慣病」という病名は適切ではない**と思っています。まるで「糖尿病になったのはあなたが悪いからですよ」といっているのも同然で、**病気は自己責任だと宣言するような名称ですが、それは事実ではない**からです。

たとえば、同じように食べて、同じように活動をしていても、まったく太らない人もいれば、どんどん太ってしまう人もいます。太っている人ならみんな糖尿病になるというわけでもありません。太っていて健康な人もいれば、標準体型で糖尿病になる人もたくさんいます。

このように、**同じような条件であっても、必ず個人差が生まれます。**それは、体質や遺伝などの影響も考えられますが、原因を特定することは困難です。

生活習慣よりもそういうことのほうが、「病気になるかならないか」にとっては圧倒的に大きな因子なのです。

もちろん、毎晩大酒を飲むとか、甘いものを食事代わりにするとか、極端な生活をつづけている人は別です。あまりに不摂生がすぎると、肝臓や腎臓などさまざまな臓器に負担がかかって、少しずつ体が蝕まれ、生活習慣病でなくてもいずれなにかの病気になってしまう危険性がきわめて高いでしょう。

でも、大多数の人はごくごく普通の生活を送っているわけで、そういう人たちにとっては多少の生活習慣の違いなどたいしたことではありません。

「夕食はなるべく早くすませ、寝るまでに3時間以上あけたほうがいい」とか「1日2食は太るので3食きちんと食べたほうがいい」というのが「いい食生活」の定説になっています。

ですが、**食事の時間や回数と肥満との関係をはっきりと示した論文などありません。**おそらく、動物を使った代謝実験などの研究データから、「人間の体ではきっとこうなるだろう」と組み立てた仮説がまことしやかに語られ、ダイエットの定説になっていったのでしょう。

本当にそうなるかどうかはだれも検証していないし、実際に検証してみたところで、おそらく大差は出ません。

なにしろ**コレステロール値が基準値より高い人でも、心筋梗塞のリスクはたかだか1・5倍になる程度ですから、食事の時間が3時間ずれたくらいで健康に大きな差が生まれるはずはありません。**

夕食を6時に食べようと10時に食べようと、あるいは、1日1食だろうと3食だろうと、おそらくどうでもいいことなのです。

きちんとした科学的根拠は一切ないにもかかわらず「寝る前に食べるから糖尿病になるんですよ」などといわれてしまうのは、「生活習慣病」という病名のなせるわざではないでしょうか。

先ほどもいいましたが、たいていの人は生活習慣に問題はありません。「痛風は贅沢病だ」などとよくいわれますが、痛風患者の多くは普通の食生活です。何も悪いことはしていません。

このように**生活習慣病というのは、ごく普通の生活習慣を送っている人にもある一定の割合で起こる病気**です。すでに普通の平均的な生活習慣で生活している人が、そのうえ食事をどんなに厳しく制限したところで、そのくらいでは、生活習慣病をゼロにすることはできません。日本人全員が完璧な食事をしたとしても、一部の人は必ずなにかしら生活習慣病になるのです。

病気になるかならないか。それは、はっきりいって「運」です。

平均的な生活習慣の人が、もし糖尿病や痛風になっても、「いまのままではいけないからもっと厳しくしなくては」とさらに食事制限をしたところで、大差はありません。むしろ、無理な我慢をしてストレスを溜めつづけるほうが、よほど健康被害は大きいかもしれません。

まして65歳を過ぎているなら、なおさらです。ここまで健康に生きてきたということは、まああいい生活習慣だったということです。**なにかの数値が少し高くなったからといって、いまさら生活習慣を見直すことはありません。**むしろ、高齢になるにつれ少しくらい規制をゆるめて、もっとしたいようにしてもいいと思います。

65歳を過ぎたら、適当に生活していても、その先の人生はたいして変わりません。「生活習慣、生活習慣」とまるでおまじないのように唱えるのはやめて、もっと気楽にいきましょう。

「遺伝」も「体質」も年をとれば関係ない

前項で「生活習慣病は、生活習慣に気をつけても気をつけなくても大差ない」といいました。

このようにいうと、多くの人は「それじゃあ何が原因ですか。遺伝ですか、体質ですか」と不安をもちます。

たとえば、がんのように発症リスクの要因として遺伝が考えられる病気は少なくありません。しかし、**65歳を過ぎるまで、がんにも糖尿病にもならなかったということは、全体**

的にはいい遺伝子をもっていたということです。

65歳過ぎでがんになりやすい遺伝子というのがあったとしても、それはもはや遺伝による病気と考える必要もないのではないでしょうか。

遺伝が大きく関係する病気は、たいてい若くして出現します。たとえば、48歳の若さでスキルス胃がんで亡くなられたアナウンサーの逸見政孝（いつみまさたか）さんには、同じスキルス胃がんで32歳の若さで亡くなられた弟さんがいらしたそうです。兄弟で若くして同じがんが出現したことで、遺伝性のがんであった可能性が高いといわれています。

逸見さんは弟さんが早くにがんで亡くなられたことで、1年に1度がん検診を欠かさず受けていたそうです。しかし、その年は1月に胃に違和感を覚えたため、まだ受けていなかった定期検診を兼ねて検査を受けたところ、早期がんが発見されました。

数回にわたる手術を受けたもののがんの進行を止められず、1年未満で息を引き取られました。これは、がんの定期検診は進行の早い悪性がんに対しては無力であるという一例といえるかもしれません。

話を戻しましょう。**もし遺伝や体質が関わるような病気の因子をもっていたとしても、高齢になるほどその影響は薄れます。**

もちろん、80歳でなるがんも、90歳でなるがんも、遺伝や体質が関わっている可能性はあります。ですが、**その年齢になると全体の半分くらいの人が何かしらのがんになります。**ということは、もはや遺伝も体質も関係ないということです。

このように考えると、「病気の原因は、遺伝ですか、体質ですか」という問い自体がナンセンスであり、とくに高齢になってから遺伝や体質のことを考えるのは、まったく意味をなさないということです。

ですから、強いて「遺伝」という言葉を使うのであれば、「人は遺伝的に必ず死ぬことになっている。そのなかで、**この年まで健康で生き残れたということは、それだけいい遺伝子をもっていた**」ということです。そういう前向きで楽観的な健康意識こそ、もっと共有されるべきです。70歳を過ぎると生存曲線は一気に下がってくるのですから、65歳に達した人は「遺伝も悪くない、体質も悪くない、とにかくすべてがまあまあいい感じだった」と考え、健康を気にしすぎるのはやめて、そこから先はただ生きることを楽しんだほうがいいのではないでしょうか。

「ほどほど」に生きるのがいちばん後悔が少ない

どれほど日々の食生活や習慣に気をつけていても、病気を完全に防ぐことはできないという話のつづきです。

たとえば、高血圧の患者さんに対して、医師は「塩分をひかえましょう」とか「適度な運動をしてください」とか、生活習慣を改善するよう指導をします。

しかし、70代で血圧が正常な人でも、５年間に３％は脳卒中になります。**血圧が上がらないよう気をつけて生活をしていても、１００人に３人は脳卒中を起こす**わけです。

また、病院で血圧チェックをして正常だといわれた人が、病院を出たとたんに自動車事故にあって亡くなってしまうこともあります。そのように、個別にはいろいろなことが起こります。

集団を対象にしておこなわれる研究データの結果を、そのまま自分自身に当てはめることはできません。**どれほど気をつけても、病気になる人はなる**のです。

だからといって、塩辛いものばかりを食べつづけて、１日何十グラムも塩分をとっていれば、血圧も上がるし腎臓にもよくありません。極端なことをすると、大きな後悔を生む可能性はあります。

しかし、「極端」というのは、「めちゃくちゃな生活を送る」ということだけではありません。**「健康に気をつけすぎる」というのも、また極端の一例で、いいことではありません。**その一例がアレルギーです。

近年、アレルギーをもつ子どもが増加傾向にあります。その一因として「子どもがアレルギーにならないように」と考える母親が子どもの食事を制限しすぎることにある、とする調査結果があります。

免疫寛容（めんえきかんよう）といって、人は小さい時期にいろんなものにさらされることによってアレルギーを引き起こす原因物質に慣れ、アレルギーを起こさなくなります。

離乳食から食事制限をせずに、なるべくいろいろなものを食べさせたほうがその後のアレルギーを予防できるのです。乳児期の早い時期からピーナッツを与えることで、ピーナッツアレルギーが予防できることを示したランダム化比較試験もあります。

ところが、母親が「小麦や牛乳はアレルギーが出やすいから危険」と考えて小さいうちに与えないようにしていると、その後、大きくなってから学校給食などがきっかけとなって初めて摂食をしたときに、逆に体にとっての異物となっているために、アレルギーを起こすことになってしまうのです。1～2歳というごく幼いうちに食物アレルギーになってしまう子も、それよりさらに前、生後数ヵ月の時点で食物の種類を制限し、与えずにいたことが原因である可能性があります。

これは、風邪で抗生物質を飲む行為と似ています。どちらも、**病気にならないようにと先手を打つことで、かえって不健康な状態をつくり出しています。**「子どもが病気にならないように」という親心はわかりますが、あれこれ気にしすぎると、科学的ではない情報や知識に惑わされることになります。

このように、**健康は気にしすぎてもまったく無関心でも、よくありません。**なんでもそうですが、「ほどほどに気をつけていく」というのが、我慢も後悔も少なくて、もっとも無難な生き方といえるでしょう。

健康を「あえて気にしない」

問題は「ほどほど」のレベルです。

あなたが3種類のサプリメントを1回3錠ずつ1日3回飲んでいるとして、「それは多すぎるから、ほどほどに減らしてください」といわれたら、どうしますか？

「毎日飲んでいるのを1日おきにする」とか「1種類だけ選んで飲む」とか「3種類を1回1錠ずつ1日2回にする」とか、まあ、だいたいそのあたりが「ほどほど」の相場ではないでしょうか。

しかし、本当にそれが「ほどほど」でしょうか。私には、世の中のメジャーな流れに左右された結果に見えて仕方がありません。私なら「3種類ともすべて飲むのをやめる」のが「ほどほど」だと考えるからです。

「それはほどほどを通り越して、極端でしょう」

という声が聞こえてきそうですね。

ですが、考えてもみてください。たとえば、朝から大酒を飲むとか、毎日2回はラーメンでスープも残さず完食するとか、1日3箱タバコを吸うとか、そういう極端に偏（かたよ）った生活を好き放題している人と比べたら、「サプリメントはまったく飲みません」という人は、まったくニュートラルです。どう見ても体に悪いことしかしない生活より、よほど「ほどほど」ではありませんか。

多くの人が何の疑問をもつことなく「サプリメントを適当に飲むのが、ほどほど」という結論に達する世の中に、いまの私たちは生きているのです。そのため、**本来なら、サプリメントを飲まないことは普通のこと**にもかかわらず、極端なことに感じてしまうのです。

いまあなたが考えている「ほどほど」の生き方というのは、まだまだ「ほどほど」ではないかもしれません。これまで「それなりに健康に気をつけてきた」という人は、「それなりに気をつけていること」すべてをやめて、やっと「ほどほど」になるくらいです。

すべてを一気にやめてしまう勇気がないという人は、まずはサプリメントをやめることからはじめてみるといいでしょう。

いま飲んでいるサプリメントをすべてやめても、きっと何も変わりません。むしろ、サプリメントといえども副作用がありますから、かえって体調がよくなる人もいるでしょう。サプリメントは結構高価ですから、そのぶんいろいろな楽しみに使えるお金も増えるでしょう。

いまの日本で「ほどほどに気をつけていく」というのは、「あえて気にしないようにする」という感覚に近いかもしれません。

そのくらい「健康志向」に侵されていることを自覚して、これからのあなたの「ほどほど」の生き方を模索してみてはどうでしょうか。

「元気で長生き」の波に呑まれない

「人命は地球より重い」――この言葉は、1977(昭和52)年の日本赤軍による日航機ハイジャック事件で、当時の福田赳夫総理大臣が「1人の命は地球より重い」といって犯行グループの要求にすべて応じたことで、多くの人に知られるようになりました。

いまでは、「命の尊厳」という言葉とともに、よく耳にするフレーズでしょう。

しかし、このふたつの言葉は似ているようで、まったく違います。

「命の尊厳」といわれると、多くの人は「たしかにそのとおり。人の命は大事であり、尊重されるべきだ」と素直にうなずくことができると思います。

一方、「人の命は地球より重い」といわれると、「命は大切だけど、地球がないとそもそも人は生きられないし、一概にはいえない」と躊躇する人も少なくないと思います。

そうかといって、表だって反論もしづらい。そうして、だれも抗えないまま浮遊し、多くの人の心のなかにインプットされ、いつの間にか広く社会に受け入れられている。まるで水戸黄門の印籠のような効果のある言い分です。

そのように「命が尊い」ことと「命は何よりも大事だから守らなくてはいけない」ということが混同され、さらに「命を大切に守っていくこと」は「元気で長生きすること」だと誤訳され、飽くなき「健康欲」「長生き欲」を育むことになっていったのではないでしょうか。

高齢の人たちを実際に見ていると、その大半は「長生きしたい」という気持ちと「そんなに長生きしなくていい」という相反する気持ちとの両方をもっていて、その間で揺れています。うっかり「もう死んでもいいかな」などといおうものなら、「そんなこといったらダメ」とまわりから強いプレッシャーをかけられるので、なかなかいい出せない。

そうして、「早く死にたい」という気持ちだけが抹殺され、なかば強制的に「長生きしたい」という願望だけがとり残されていく。社会的圧力によって多くの高齢者から個人の気持ちが抹殺されている感じがします。

「命を大切にして長生きしないといけない」という雰囲気にみんなが呑み込まれ、社会全体がそういう考えしかできなくなっているのです。

このように、「長生きしたいのか、早死にしたいのか」と考えた時点で、すでに、世の中の大きな流れに呑み込まれてしまっています。

自分で考えているつもりでも、じつは答えは決まっていて、早く死にたいなんていってはダメ、命は地球よりも重いのよ、というような広く世に浸透した言葉に押しつぶされ、結局のところ、**「元気で長生き」するための医療化の波に吸い込まれていく**ことになってしまうのです（医療化とは、本来必要ない医療まで、受けたほうがいいとする世の中の流れのこと）。

しかし、老化は必ず進みますから、老化にかかわる部分に医療で立ち向かおうとすると、必ず負けます。長生きの行き着く先は、多くの場合、不健康であり、間違いなく死です。「長生きか、早死にか」と考えると高齢者はみんな不幸になってしまいます。老後の幸せを考えるなら、視点を変えなくてはいけません。

べつに健康でも、病気でも、どちらでもいいのです。健康か病気かと問うこと自体が間違いなのです。

恐ろしいのは、「健康でないと生きてはいけない」という考え方です。

高齢者に「いつまでも元気で長生き」を求めるような飽くなき健康志向の高まりは、そういう偏った価値観を生み出しかねません。

超高齢社会を迎えた日本で老若男女みんなが幸せに暮らすには、どのような生き方であっても受け入れ、「ともに暮らせる」寛容な社会をみんなでつくっていくことです。「健康でなくてはいけない」「これを食べてはいけない」というように、なんでも厳しく規制をしてこり固まるのはやめて、ほどほどに適当に暮らすことです。

「適当」というといい加減というイメージが先行しがちですが、「ほどよい」という意味でもあります。社会全体が、いい意味で適当になれば、だれもがほどよく心地よい人生を送れるのではないでしょうか。

「薬を飲んでがんばる」より「休める」社会

風邪もインフルエンザも、勝手に治るから薬を飲む必要はない。

第4章でそのような話をしましたが、実のところ「そんなことといっても働かなくちゃいけないから無理」と思われた方も多いと思います。

実際、そういわれてしまうと返す言葉がなく、結局「解熱剤を飲んでちょっとがんばりましょう」とか「1日でも早く治るように、抗インフルエンザ薬を飲みましょう」となるわけです。

このように、**放っておいても自然に治る病気も、積極的に「早く治さないといけない」とだれもが思い込んでいます。**薬を飲んでも飲まなくても、治るまでの時間はたいして変わらないにもかかわらず、です。

なかには、「早く治したいから薬を倍飲む」などと無謀なことをする人もいて、かえって不健康を招き寄せるような状況になっています。

いま必要なのは、風邪を治す薬ではなく、風邪やインフルエンザにかかったときに「家で寝ていたほうがいいですよ」といってくれるような、病気に対して寛容な社会です。

「病気は治すもの」というのが当たり前の感覚になっている現状では、「家で寝ていてい い」といわれると「自分の責任で早く治さないといけない」とか「免疫力を高めないといけない」などと考えて、「生姜は免疫力アップに効果があるから」と生姜湯を飲むようなことをするのがオチでしょう。

「そんなことをするより、無理をしないでとにかく休むことが大事ですよ」といえば、「それじゃあ、たっぷり眠れば免疫力も復活するから、睡眠薬を飲んで寝よう」といい出しかねません。

「免疫力」「自己治癒（ちゆ）力」「睡眠力」……それを良くするために何かしなくてはと思わせるためのキーワードで、**まさにメジャーな健康社会の波にとり込まれてしまっていることのあらわれ**です。

ビジネスの面から考えると「休養が大事」といったのでは、なかなか商売にはなりません。受け手も「また、そんな無責任なことをいって。休養が大事なんてだれでも知ってるよ」ということになる。

そこで、「免疫力」や「治癒力」という言葉を持ち出して「これを摂れば免疫力がアップしますよ」というと、「なるほど、そうなのか」とだれもが納得しやすくなる。

でも、それはまやかしです。人間の体は複雑ですから「免疫力」も「治癒力」も、Ａ＋Ｂ＝Ｃのような、そんな単純な話ではありません。

わざわざ「免疫力」を持ち出したり、「風邪の治療のために休養をとる」などと理屈付けなどをせず、「風邪で体調が悪いから会社を休んで家で寝る」と単純に考えればいいのです。

「風邪くらいで休むな（＝体調が悪くても出てこい）」といわれる社会より、だれもが「風邪で休める（＝体調が悪いときは休める）」社会であることが本当に大事なことなのです。

風邪の特効薬を開発するより、「自然に治る病気は自然に治るまで待ちますから、家で寝てればいいですよ」という社会をつくるほうが、はるかに簡単に実現できるはずです。

薬の開発はそろそろ限界に近づいていて、いろいろなメーカーが費用をかけ網羅的におこなってもなかなかうまくいかない。運がよければ効果のある薬が見つかるかもしれませんが、それは宝くじに当たるか当たらないかくらいの確率になってきている。めぼしいものはほぼ出尽くしたようなところがあるのです。

ですから、**「薬を飲んで無理に治そうとしなくてもいいですよ」という寛容な社会をどう形づくっていくかということは、じつは、これからの医療にとっても非常に重要なこと**なのです。

体が衰えることを許す

同様に、老化のことを考えてみましょう。

「脳卒中になって寝たきりになったら困るから、もっと血圧に気をつけてリハビリもがんばって」と若い世代の人たちがお年寄りに対していうとしたら、それは酷な言い分です。

老化は止められません。どれほど医療の助けを借り、本人が努力したところで、若いときと同じ健康状態を保つことなど絶対にできないのです。

年をとって体が衰えることを許さない社会のままでは、高齢化の進む日本は行き詰まってしまいます。

だからこそ、「年をとったらだれでも血圧が高くなるし、それで脳卒中になっても仕方ないよね。無理してがんばらなくてももういいんじゃない。もし脳卒中になって動けなくなったら、家で介護もできるし、施設に入れるんだから大丈夫だよ」といえるような寛容な社会に変わる必要があるのです。

そこには、高齢者に対してだけでなく、高齢者を介護する人たちに対しても、たとえば「お年寄りの介護をひとりで無理してがんばらなくてもいいんですよ」という寛容さも含まれています。

このように、**だれもが無理をしてがんばらなくてもいい社会、少なくとも、風邪をひいたら「家で寝ていたほうがいいよ。お給料はちゃんと出すから」とまわりも当たり前に認め、本人も安心して「休む」ことができる、そういう寛容な社会をこれからの日本はめざしていかなくてはいけないと思います。**

そうすると、がんばる人とがんばらない人とがうまく分布する。

いまは、がんばっている人ががんばらない人を非難することが許される社会です。逆に、**がんばらない人ががんばる人に「がんばりすぎだから少し休んだら。そのほうがうまくいくよ」といえるようになれば、バランスのいい住みよい社会になるでしょう。**

「がんばったほうがいい」というのも「がんばらないほうがいい」というのも、じつは自分の主張だけを通そうとする点で同じです。「がんばらないほうがいい」一色に染まると、それはまた寛容な社会ではなくなります。

両極端のどちらも許されるし、そのどちらでなくてもかまわない。そういう幅の広さこそが、寛容さです。

薬を飲んでがんばる人がいてもいいし、飲まないで休んでいる人がいてもいいし、ちょっとがんばってちょっと休む人がいてもいい。「どれを選んでもいいんですよ。適当にやっておけば」といえるのが寛容な社会です。

これは見方をかえると、選択肢がたくさんある社会ということです。

僻地医療で見た看取りの風景

だれかを看取るときに、必ずフラッシュバックしてくる光景があります。いまから25年以上も前、愛知県で僻地医療にたずさわるようになって間もない頃のことです。

長いこと寝たきりの患者さんのご家族から「様子がおかしい」との連絡があって駆けつけたところ、いまにも呼吸が止まりそうな状態です。

そこへ、患者さんと同年代とおぼしき男性がズカズカと入ってくるなり、患者さんの足をバンバン叩きながら「まんだ（まだ）生きとるのか。しぶといやつだなぁ」というのです。

当時の私はまだ経験が浅く、とてもびっくりして、「これはとんでもないところに来てしまった」と思いました。それほど驚いたのです。ところが、患者さんのご家族は動じることもなく、淡々としています。

ベッドの脇で小さい子どもがおもちゃで遊んでいたり、突き当たりのキッチンでお嫁さんが食事の支度をしていたり。そういうふだんの生活のなかに、死を間近にした人がいて、飛び込んできた友人が、一見、悪態同然の別れを告げている。

そのときはとても奇異に映ったその光景が、その後、在宅でたくさんの患者さんを看取るうちに、「ああ、人が死んでいくというのは、こういうことなんだ」と、むしろどこかあたたかくほっとするような情景として、私のなかに刻まれていったのです。

孤独死をした人が半年も経ってから見つかるとか、危篤状態の人にあれこれ管をつけて寿命を1日でも2日でも延ばそうとするとか……。そういう話に接するたび、

「もし『よく死ぬ』ということがありうるなら、こういう日々の生活のなかにある死こそ、まさにそうではないか」

と思うのです。

この光景を思い出すたびに、死とは日常の延長線上につながっているもので、けっして特別なことではないのだと感じます。本人だけでなく、家族や友人などまわりを含めたすべての人の生活の一部に、だれかの死があると。

死は避けることができないにもかかわらず、多くの人がどうにかして死ぬことは避けたいと思いがちです。

そうして、**いまの日本は死を特別視するあまり、多くの人が不幸におちいっています。**

だれかが死ぬとなると、その人が中心となってすべてがまわり出すようになり、たとえば介護問題のように、まわりが疲弊（ひへい）してしまう。また、介護される側も、死を少しでも先延ばししようとできるだけの医療を受けようとすることで、より「よく死ぬ」ことから遠ざかってしまう。

だからこそ、だれかがこの状況に飛び込んで声をあげないといけないと思います。あの男性のように「まんだ生きとるのか」と。

彼の言葉は乱暴なようですが、そのときの口調から、真意は「よくがんばったな。もういいから安心して死んで大丈夫だよ」という友への優しいいたわりだったように、いまは感じます。

「死を寿（ことほ）ぐ」言葉として、彼は一流の語り口をもっていたのだと思います。

よく生き、よく死ぬ、よき人生

長生きして亡くなることを「大往生（だいおうじょう）」といいます。「往生」という言葉は「死ぬ」という意味でよく使われますが、どうしようもなく、困ったなかで「生きる」という意味もあります。

この往生という言葉をとてもよく表現している作品に、作家古井由吉の『仮往生伝試文』があります。

あるお坊さんが「生死」について模索しつづけるという話を枕に、死にまつわるさまざまなエピソード、つまり往生伝が紹介されるなか、作者が日々感じたことを綴った日記のようなくだりがところどころに挿入され、一読しただけではわけがわからない展開です。

「生死」というのは、まさにえらい坊さんの死と自分自身のたわいもない日々の日記がつながるような、そういうものだと思うのです。

生きているだれかがいて、死に往くだれかがいて、それが並行して同時にある。

それを、「死」だけをとり上げて特別扱いをするから、生きることが窮屈な世の中になってしまうのです。

「生」と同じように「死」もまた、何気ない日々の暮らしのなかに当たり前に存在することとして、社会全体が受け入れられるようになれば、「死」がもっと身近になって、老後の不安も軽減されるのではないでしょうか。

生きている先には必ず死があります。一日一日、死に近づいているのです。「今日も一日よく生きた」といいますが、それは「今日も一日よく死んだ」ということです。

高齢になってジタバタしても、たいして寿命は変わりません。それでも、諦めずにどこまでもがんばってがんばって、十分に「よく生きよう」とすることは、それはそれで立派なことだと思います。

でも、生にしがみつかず、老いや不健康、その先の死を受け入れながら、いまこのときを「よく生きよう」とすることも、生き方としていさぎよく素敵だと思います。

「死」も含めてその人の人生であり、「よく死ぬ」ことは「よく生きた」という証です。その人の「生き方」が「死に方」につながります。

近年、人生にどのように終止符を打つかを考える「人生の終い支度」という言葉をよく耳にしますが、「生死」を分けて考えるのをやめると死生観もガラリと変わり、終い支度ももっと軽やかに楽しいものになるでしょう。

世界でだれも経験したことのない超高齢社会に突入した日本では、これまでの常識ではわからないことが、これから起こってきます。たとえば、１００歳以上の人たちに特有の病気が存在するのかどうかなど、医療もはかり知ることのできない領域に入っています。

ですが、どれだけ寿命が延びようと、いずれ人は死んでいくことは１００％間違いありません。そうして死が先延ばしになったことで生がどうなるかも、だいたい見当はついています。健康寿命を延ばそうとすると不健康寿命も延びることは、これまでのデータで明らかです。

そういう**超高齢社会を走る日本に求められることは、よく生き、よく死ぬ、よき人生。**だれもがそういう幸福な一生を送れる社会を創造することです。

そのためには、健康寿命をより延ばそうとするような無益な社会努力は一刻も早くやめ、だれもが老いを当たり前のこととして受け入れ、若者と老人が、健康な者と不健康な者が支えあっていく、そういう寛容な社会をめざすべきです。

日本人全員が「いつまでも元気で長生き」という妄想(もうそう)を捨て、死生観をリセットし生き方を変えることで、不安視される超高齢社会の行く末を大きく変えることができるかもしれません。

著者略歴

一九六一年、愛知県に生まれる。自治医科大学卒業。愛知県作手村（現・新城市作手）国民健康保険診療所に一二年間勤務。二〇〇三年より公益社団法人地域医療振興協会で僻地医療専門医の育成にたずさわる。同法人の地域医療研修センターおよび東京北社会保険病院臨床研修センターのセンター長をへて、二〇一一年、東京・国分寺市に武蔵国分寺公園クリニックを開院、同院長。地域家庭診療センター長として、あらゆる健康問題に対処するプライマリ・ケアに従事。また、二〇年以上にわたりＥＢＭ（エビデンスに基づく医療）を実践するＥＢＭの第一人者。専門は地域医療、臨床疫学、医学教育。著書には『ＥＢＭ実践ワークブック』（南江堂）、『「人は死ぬ」それでも医師にできること』（医学書院）、『治療をためらうあなたは案外正しい』（日経ＢＰ社）、『「健康第一」は間違っている』（筑摩選書）などがある。


65歳からは検診・薬をやめるに限る！

——高血圧・糖尿病・がんはこわくない

二〇一七年四月一一日　第一刷発行
二〇一七年五月一五日　第二刷発行

著者　名郷直樹
発行者　古屋信吾
発行所　株式会社さくら舎　http://www.sakurasha.com
東京都千代田区富士見一-二-一一　〒一〇二-〇〇七一
電話　営業　〇三-五二一一-六五三三　FAX　〇三-五二一一-六四八一
編集　〇三-五二一一-六四八〇　振替　〇〇一九〇-八-四〇二〇六〇
装丁　石間　淳
装画　佐々木一澄
印刷・製本　中央精版印刷株式会社

©2017 Naoki Nago Printed in Japan
ISBN978-4-86581-095-0

本書の全部または一部の複写・複製・転訳載および磁気または光記録媒体への入力等を禁じます。これらの許諾については小社までご照会ください。

落丁本・乱丁本は購入書店名を明記のうえ、小社にお送りください。送料は小社負担にてお取り替えいたします。なお、この本の内容についてのお問い合わせは編集部あてにお願いいたします。

定価はカバーに表示してあります。

さくら舎の好評既刊

海老坂 武

自由に老いる

おひとりさまのあした

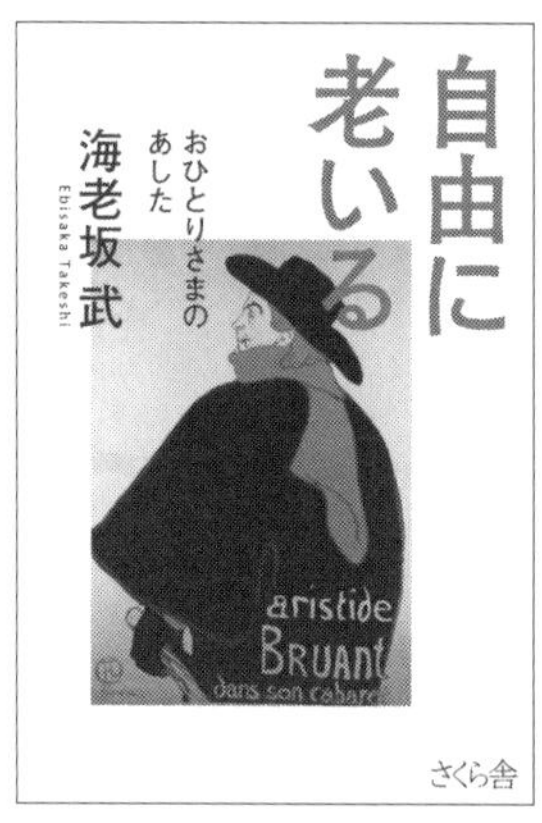

老いはじわじわとやってくる。そして最後はみな“おひとりさま”。80歳の「知の達人」がユーモラスに綴る、老いの哲学と苦笑い！

1400円（＋税）

定価は変更することがあります。

さくら舎の好評既刊

河岸宏和

スーパーで買っていい食品 買ってはダメな食品

食の現場のホントのところがわかる本

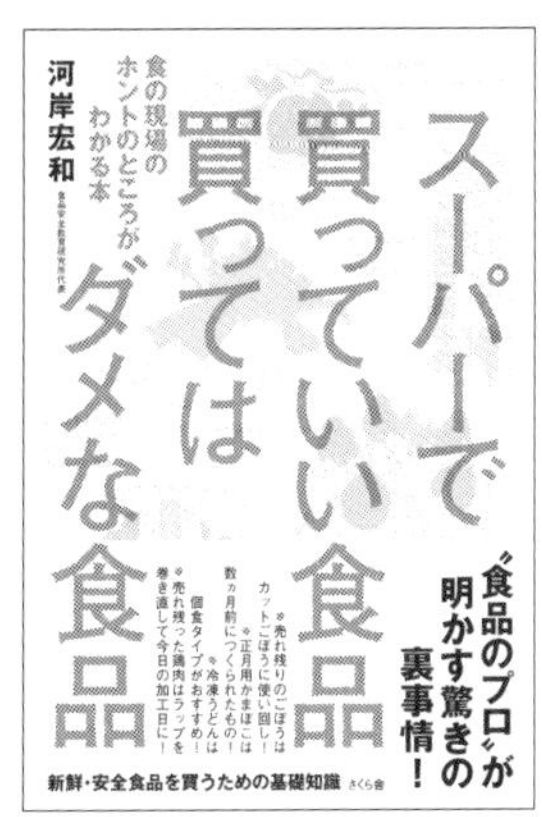

正月用かまぼこは数ヵ月前につくられたもの!?
"食品のプロ"が明かす、スーパーの驚きの裏事情！　新鮮・安全食品を買うための基礎知識！

1400円（＋税）

定価は変更することがあります。

さくら舎の好評既刊

森永宏喜

全ての病気は「口の中」から!

歯が痛くなる前に絶対読む本

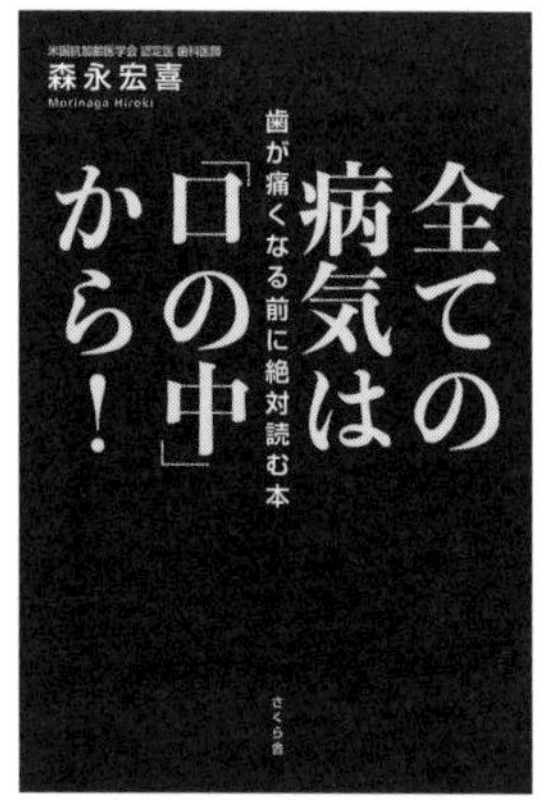

成人の約８割が歯周病。糖尿病、動脈硬化、認知症、脳卒中、心筋梗塞も口からはじまる！　しかし日常の簡単なケアで防げる、治ります！

1400円（＋税）

定価は変更することがあります。

さくら舎の好評既刊

太田博明

骨は若返る！

骨粗しょう症は防げる！治る！

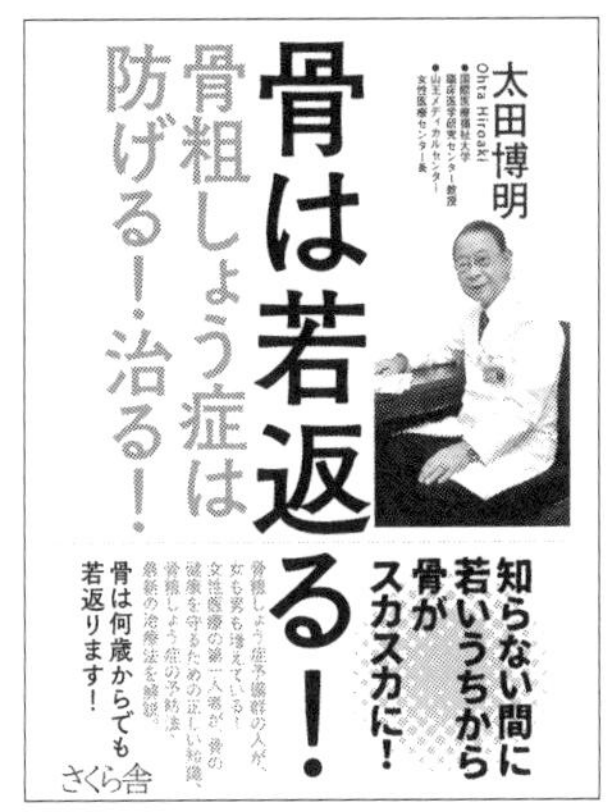

骨粗しょう症予備群の人が男も女も増えている！　骨を鍛えて若返らせることで、いつまでも元気で、見た目も若々しくなります！

1400円（＋税）

定価は変更することがあります。

さくら舎の好評既刊

吉沢久子

人はいくつになっても生きようがある

老いも病いも自然まかせがいい

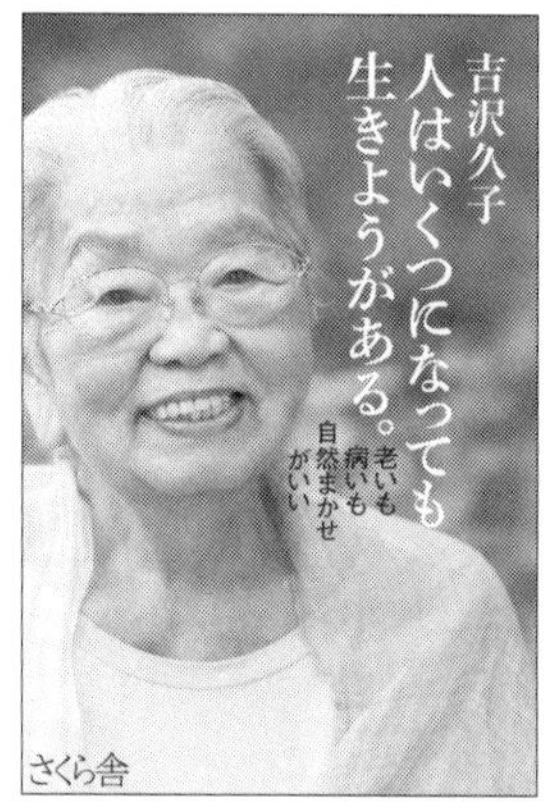

「なにごとも自然まかせに生きてきました」
ひとりを、いまを新たな気持ちで生きる極意！
高齢の不都合を苦にしない生き方！

1400円（＋税）

定価は変更することがあります。